Rainer Gorgas

Die Patientenschaft der Charité im Spiegel der Rezeptionsbücher (1854)

Rainer Gorgas

Die Patientenschaft der Charité im Spiegel der Rezeptionsbücher (1854)

Eine sozialhistorische Auswertung

Südwestdeutscher Verlag für Hochschulschriften

Impressum / Imprint

Bibliografische Information der Deutschen Nationalbibliothek: Die Deutsche Nationalbibliothek verzeichnet diese Publikation in der Deutschen Nationalbibliografie; detaillierte bibliografische Daten sind im Internet über http://dnb.d-nb.de abrufbar.

Alle in diesem Buch genannten Marken und Produktnamen unterliegen warenzeichen-, marken- oder patentrechtlichem Schutz bzw. sind Warenzeichen oder eingetragene Warenzeichen der jeweiligen Inhaber. Die Wiedergabe von Marken, Produktnamen, Gebrauchsnamen, Handelsnamen, Warenbezeichnungen u.s.w. in diesem Werk berechtigt auch ohne besondere Kennzeichnung nicht zu der Annahme, dass solche Namen im Sinne der Warenzeichen- und Markenschutzgesetzgebung als frei zu betrachten wären und daher von jedermann benutzt werden dürften.

Bibliographic information published by the Deutsche Nationalbibliothek: The Deutsche Nationalbibliothek lists this publication in the Deutsche Nationalbibliografie; detailed bibliographic data are available in the Internet at http://dnb.d-nb.de.

Any brand names and product names mentioned in this book are subject to trademark, brand or patent protection and are trademarks or registered trademarks of their respective holders. The use of brand names, product names, common names, trade names, product descriptions etc. even without a particular marking in this works is in no way to be construed to mean that such names may be regarded as unrestricted in respect of trademark and brand protection legislation and could thus be used by anyone.

Coverbild / Cover image: www.ingimage.com

Verlag / Publisher:
Südwestdeutscher Verlag für Hochschulschriften
ist ein Imprint der / is a trademark of
AV Akademikerverlag GmbH & Co. KG
Heinrich-Böcking-Str. 6-8, 66121 Saarbrücken, Deutschland / Germany
Email: info@svh-verlag.de

Herstellung: siehe letzte Seite /
Printed at: see last page
ISBN: 978-3-8381-3119-1

Zugl. / Approved by: Berlin, HU, Diss., 2011

Copyright © 2013 AV Akademikerverlag GmbH & Co. KG
Alle Rechte vorbehalten. / All rights reserved. Saarbrücken 2013

Gewidmet

LORE & GABRIELE

den beiden wichtigsten Frauen in meinem Leben.

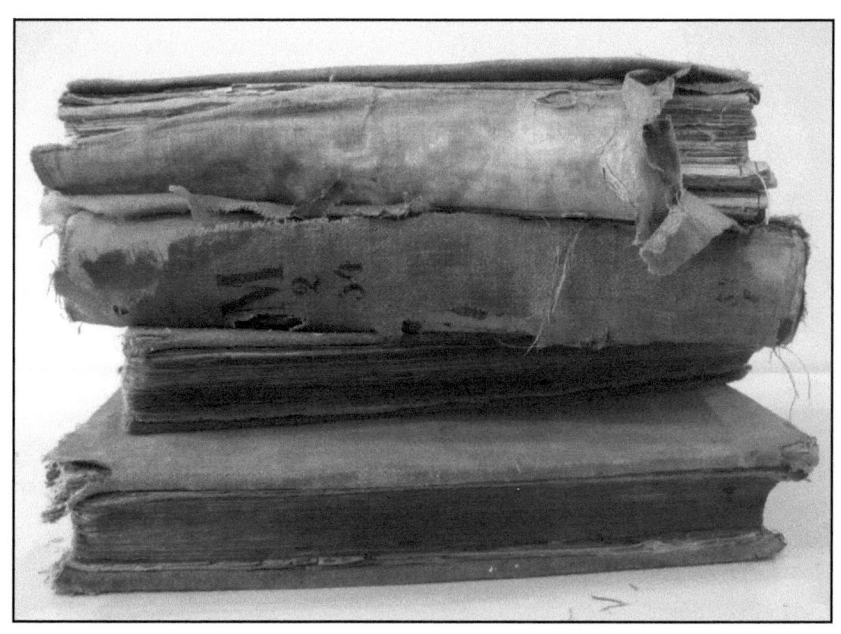

Die Rezeptionsbücher der Charité des Jahres 1854.

INHALT

EINLEITUNG 7
Aktueller Forschungsstand 11
Fragestellung 15
Materialien 17
Gang der Darstellung 17

ALLGEMEINER TEIL 21
1 Die Entwicklung des Krankenhauses, speziell der Charité, unter Berücksichtigung der kulturellen und gesellschaftspolitischen Bedingungen 21
1.1 Armut, Arbeit und Krankheit 21
1.2 Freiwillige und unfreiwillige Arbeit............................. 21
1.3 Würdige und unwürdige Armut 23
1.4 Kranke Arme und Arme-Kranke 24
1.5 Erziehung zur Arbeit - das neue Arbeitsethos 25
1.6 Vom Hospital zum Krankenhaus 25
1.7 Entwicklung einer berufsständigen Krankenversicherung 26
1.8 Das Armen- und Gesundheitswesen in Berlin 29
1.8.1 Offene Armenkrankenpflege 31
1.8.2 Geschlossene Armenkrankenpflege 32
1.9 Die Charité im Interessenkonflikt zwischen Staat und Kommune 33
1.10 Vom Hospital zum modernen Krankenhaus - Kennzeichen des Strukturwandels 36
1.11 Die Professionalisierung der Ärzte im 19. Jahrhundert 37
1.12 Zusammenfassung 42

SPEZIELLER TEIL 44

2 Die Rezeptionsbücher der Charité - Jahr 1854 44
2.1 Verwendungszweck 44
2.2 Aufbau 45
2.3 Beschreibung der einzelnen Rubriken 46
2.4 Transkription der Originaldaten 52

3 Aufnahme- und Entlassungsmodalitäten - Charité 1854 53
3.1 Aufnahmeverfahren 53
3.2 Zugangswege 54
3.3 Aufnahmebestimmungen 54
3.4 Praktische Aufnahme-Prozedur 57
3.5 Entlassungsmodalitäten 58

4 Die Klientel der Charité im Jahr 1854 59
4.1 Anzahl der Patienten / Geschlechter- und Altersrelation 59
4.2 Aufnahmetage / Aufnahmemonate 61
4.3 Entlassungstage / Entlassungsmonate 61
4.4 Alter der Patienten 62
4.5 Kinder unter 15 Jahre 64
4.6 Zusammenfassung 65

5 Sozial- und Erwerbsstruktur der Charité-Patienten im Vergleich zur Berliner Bevölkerung Mitte des 19. Jahrhunderts 66
5.1 Erwerbs- und Familienstruktur der Charité-Patienten 1854 71
5.1.1 Weibliche Beschäftigte pro Erwerbsangabe 71
5.1.2 Männliche Beschäftigte pro Erwerbsangabe 73
5.2 Familienstruktur 76
5.2.1 Familienstruktur - Frauen 77

5.2.2	Familienstruktur - Männer	78
5.3	Soziale Schichtung	80
5.4	Berufszweige	82
5.5	Zusammenfassung	85
6	Die Abteilungen der Charité - Mitte des 19. Jahrhunderts	87
6.1	Anzahl der Abteilungen	87
6.2	Belegung - Anzahl der Patienten pro Abteilung	88
6.3	Geschlechtsspezifische Betrachtung	88
6.4	Rangfolge	90
6.5	Erwerbsspezifische Betrachtung	91
6.5.1	Frauen	91
6.5.2	Männer	92
6.6	Zusammenfassung	95
7	Wie kamen die Patienten im Jahr 1854 in die Charité	98
7.1	Auf Veranlassung des Polizei-Präsidiums	99
7.2	Auf Veranlassung der Armen-Kommission und der Armen-Ärzte	101
7.3	Auf eigene Meldung	103
7.4	Gewerke-Kassen	106
7.5	Fabrikkassen	107
7.6	Auf Veranlassung der Stadt-Ärzte	108
7.7	Arbeitshaus	109
7.8	Polizei - Arrest / Kriminal - Gefangene und Kreisgericht	110
7.9	Auf Veranlassung der Polizei - Kommissare	111
7.10	Lohnhuren	111
7.11	Charité-Angehörige, Auswärtige und Potsdamer	112
7.12	Zusammenfassung	113

8	Verweildauer - Charité 1854	116
8.1	Verweildauer allgemein	116
8.2	Verweildauer pro Abteilung	117
8.3	Zusammenfassung	119
9	Behandlungs- und Verpflegungskosten / Verpflegungstage	121
9.1	Anzahl der Verpflegungstage	122
9.2	Verpflegungstage pro Kostenträger	123
9.3	Verpflegungstage pro einweisender Instanz	126
9.4	Verpflegungstage pro Abteilung	130
9.5	Verpflegungstage insgesamt	132
9.6	Zusammenfassung	134
10	Das Krankenhaus als Ort des Sterbens	136
10.1	Anzahl der Verstorbenen	136
10.2	Altersverteilung der Verstorbenen	138
10.3	Anzahl der Verstorbenen pro Abteilung	139
10.4	Anzahl der Verstorbenen pro Erwerbsangabe	141
10.5	Unheilbar Kranke	142
10.6	Zusammenfassung	143
11	Schlussbetrachtung	145
Tabellenverzeichnis		159
Quellen- und Literaturverzeichnis		163

EINLEITUNG

Für die Mehrzahl der in Berlin lebenden Menschen ist es in der heutigen Zeit selbstverständlich, im Krankheitsfall den Arzt oder das Krankenhaus aufzusuchen. Dies war nicht immer so. Mitte des 19. Jahrhunderts „ist der statistische Durchschnittsmensch in seinem ganzen Leben nie mit einem Arzt in Verbindung gekommen".[1] Dies blieb zu dieser Zeit allein den finanziell besser gestellten Kranken der gehobenen Schichten vorbehalten.[2] Während diese in den meisten Fällen in ihrer Wohnung eine ärztliche Untersuchung und Behandlung erhielten, das heißt, der Arzt kam zum Patienten,[3] ging das einfache Volk zum Bader oder Quacksalber.[4] Diese Gewohnheiten änderten sich, als am Ende des 18. Jahrhunderts das Gesundheitswesen aufgrund der rasant steigenden Zahl der aus der armen Bevölkerung stammenden Kranken umstrukturiert werden musste. Seit dieser Zeit haben auch die weniger Wohlhabenden und Armen Zugang zu einer ärztlichen Behandlung.

Dieser Prozess förderte auch die Entstehung von Krankenhäusern, die sich in Preußen und den angrenzenden Ländern gegen Ende des 18. Jahrhunderts zunehmend als medizinische Behandlungsstätten etablierten. Neben Neugründungen[5] entwickelten sie sich in den meisten Fällen aus bereits zuvor bestehenden Hospitälern, in denen bis dahin vor allem Personen untergebracht waren, die aufgrund ihres Gebrechens und ihres geringen oder fehlenden Einkommens weder vom Arzt noch vom Bader oder vom Quacksalber behandelt wurden. Hierzu gehörten vor allem alte Menschen und Sieche, aber auch Obdachlose, Bettler, Prostituierte und Menschen mit

---

[1] Kuhlmann 1995, 33.
[2] Huerkamp 1985, 28 und 41.
[3] Rüster 1990, 69. Frevert 1984, 42.
[4] Nipperdey 1998, 142.
[5] Röschner 2002, 1. Greef 2007, 15. Steiner 2001, 69. Beispiele: das Allgemeine Krankenhaus in München (gegründet 1813) und das Neue Allgemeine Krankenhaus in Augsburg (eröffnet 1860).

ansteckenden Krankheiten.[6] Meistens handelte es sich hierbei allerdings lediglich um eine Unterbringung dieser Personen. Eine medizinische Versorgung war die Ausnahme und keinesfalls die Regel.[7]

Die Entwicklung des Krankenhauses wurde durch die zu Beginn des 19. Jahrhunderts im Zuge der Aufklärung eingeleiteten Reformbewegungen,[8] die Professionalisierung der Ärzte und das zur Finanzierung der Behandlungs- und Verpflegungskosten neu geschaffene Krankensicherungswesen zusätzlich begünstigt.[9]

Bei Krankenhäusern, die sich aus bereits bestehenden Institutionen entwickelten, kann in vielen Fällen der Zeitpunkt, ab dem der Strukturwandel zu einer medizinischen Behandlungsstätte abgeschlossen war, nicht exakt bestimmt werden, da sich dieser Prozess über mehrere Jahre erstreckte. Zur Unterscheidung kann die *Heilbarkeit* einer Erkrankung als zentrales Kriterium herangezogen werden. Sie stellt ein wichtiges Merkmal dar, das die neu entstandenen Krankenanstalten „definitorisch von Hospitälern zur Pflege von chronisch Kranken und Siechen abgrenzt".[10]

Gleichzeitig kam es am Ende des 18. Jahrhunderts zu einer kulturellen und gesellschaftspolitischen Neubewertung des Krankheitsbegriffs.[11] Bedeutete der Begriff *krank* im Mittelalter und der Frühen Neuzeit nichts anderes als *schwach* oder *gering*, wurden mit dem neu definierten Begriff Symptome und Auswirkungen eines körperlichen oder psychischen Leidens zusammenge- fasst, die einer Behandlung zugänglich sind.[12] Zählten vor der Neudefinition des Begriffs alle Personen, die alleine oder zu schwach waren um für sich

---

[6] Nipperdey 1998, 143.
[7] Nipperdey 1998, 143. Watzka 2005, 58.
[8] Vgl. Wagner 2001, 62.
[9] Nipperdey 1998, 143 f.
[10] Wagner 2001, 43. Vgl. Bleker 1995, 11.
[11] Die Definition der Begriffe *Krankheit* und *Gesundheit* steht seit jeher in direktem Zusammen- hang mit den jeweils aktuell bestehenden kulturellen und gesundheitspolitischen Gepflogen- heiten.
[12] Greef 2007, 5 f.

selbst zu sorgen noch zu den Kranken, wurden diese Personen nach der Neubewertung des Begriffs zwar noch zu den Hilfsbedürftigen, aber nicht mehr zu den Kranken gezählt. Folgerichtig wiesen die im Zuge dieser Entwicklung neu entstanden Krankenhäuser eine im Vergleich zu zuvor bestehenden Hospitälern veränderte soziale Zusammensetzung der Patienten auf.

Dies ist eines von mehreren Kriterien mit Hilfe derer in der vorliegenden Arbeit untersucht werden soll, ob die Charité im Jahr 1854 bereits die Voraussetzungen erfüllt hatte um als zeitgemäß modernes Krankenhaus bezeichnet zu werden. Als Quelldaten dienen hierzu die Patientendaten der Rezeptionsbücher der Charité des Jahres 1854, insbesondere die Angaben zu Alter, Geschlecht, Erwerbs- und Familienverhältnissen und die Angaben zu den Verpflegungstagen sowie deren Zuordnung zu verschiedenen Kostenträgern. Der Kostenerstattung kommt bei diesen Untersuchungen eine besondere Bedeutung zu, da es in diesem Bereich durch die Veränderungen im Armen- und Gesundheitswesen im Laufe des 19. Jahrhunderts zu einschneidenden Veränderungen kam.

Das Jahr 1854 wurde als Untersuchungszeitraum ausgewählt, da in diesem und den unmittelbar vorausgehenden Jahren wichtige Gesetze zur Regulierung des Armen- und Gesundheitswesens, insbesondere zum Thema Kostenerstattung der Behandlung und Verpflegung von Kranken, verabschiedet wurden[13] und im Anschluss eine „ruhigere Zeit"[14] begann. Damit erfolgt eine *Bestandsaufnahme* für einen Zeitpunkt, zu dem im Bereich der Krankenkassengesetzgebung eine Zäsur auszumachen ist.

---

[13] Labisch; Spree 2001, 27. Die Preußische Gewerbeordnung von 1853 und das 1854 erlassene Gesetz über die gewerblichen Unterstützungskassen führten dem Krankenhaus neben den Armen in wachsendem Umfang versicherte Patienten und damit teilweise kostendeckende Einnahmen zu.

[14] Reidegeld 1996, 314.

Eine Krankenversicherung, wie wir sie heute kennen, gab es zur damaligen Zeit nicht. Dies betraf nicht nur die Kosten der Krankenbehandlung, sondern auch die Absicherung des Lebensunterhaltes im Krankheitsfall, das heißt die Lohnfortzahlung. Dementsprechend hatte eine Erkrankung des Ernährers nicht nur für ihn selbst sondern auch für seine Familie oft katastrophale Folgen und führte nicht selten in die Armut. Gefördert wurde diese Entwicklung durch den Wegfall der traditionellen, meist familiären, Sicherungssysteme, die sich im Zuge der zeitgenössischen gesellschafts-politischen Veränderungen[15] zunehmend auflösten. Die dadurch geförderte Landflucht führte in den Städten zu einem raschen Anwachsen der armen Bevölkerung[16] und, bedingt durch die schlechten Lebens- und Arbeits-bedingungen, zu einem Anstieg der Kranken.

Seit dieser Zeit wird auf gesundheitspolitischer Ebene wahrgenommen und anerkannt, dass Krankheit zu Arbeitsunfähigkeit und damit auch in die Armut führen kann.[17] Fortan hatte nicht nur der Kranke selbst sondern auch die Kommune, die im Zuge der gesellschaftspolitischen Veränderungen[18] in zunehmendem Maße für die Versorgung der Armen aufzukommen hatte, ein Interesse daran, dass die Arbeitsfähigkeit des Erkrankten so schnell wie möglich wieder hergestellt wurde.[19] Den neu entstandenen Krankenhäusern kam dabei eine wichtige Rolle zu.[20]

Darüber hinaus nahmen die Krankenhäuser Mitte des 19. Jahrhunderts aber auch noch weitere Funktionen wahr. Hierzu zählte vor allem die sanitäts-

---

[15] Beispiele: das Allgemeine Landrecht (1794) und die Bauernbefreiung (1807). Vgl. Oster 2010, 234.
[16] Vgl. Meier Kressig 1993, 4.
[17] Frevert 1984, 84.
[18] Gemeint sind hier die *Preußischen Reformen* zu Beginn des 19. Jahrhunderts, wobei vor allem die Steinsche Städtereform von 1808 besonders erwähnt werden muss, mit der unter anderem die städtische Selbstverwaltung wiederhergestellt werden sollte.
[19] Labisch; Spree 2001, 26.
[20] Hudemann-Simon 2000, 131 f.

polizeiliche Funktion.[21] Dies kommt an der Charité durch die hohe Zahl der auf die Abteilung für Venerisch-Kranke beziehungsweise auf die Abteilung für Krätze-Kranke aufgenommenen Patienten zum Ausdruck. Dass der Charité zu dieser Zeit auch noch eine sozialasylierende Funktion[22] beigemessen wurde, zeigt sich an der großen Anzahl von Patienten, die von den Justizbehörden eingewiesen wurden.

Aktueller Forschungsstand

Die Jahre, in denen sich die deutsche Medizingeschichtsschreibung auf die Darstellung ärztlicher Errungenschaften und auf die Beschreibung der Architektur verschiedener Krankenanstalten beschränkte, sind lange vorbei. Bekannte Vertreter dieser Konzeption waren die Medizinhistoriker Dieter Jetter[23] und Axel Heinrich Murken.[24]

So hat sich zum Beispiel in den 1970er Jahren die Sozialgeschichte vermehrt mit medizinhistorischen Fragen beschäftigt. Dabei wurde in zumeist regional begrenzten Studien unter anderem die Sozialstruktur der Patienten im Hospital respektive im Krankenhaus,[25] und die Medikalisierung[26, 27] der Gesellschaft des ausgehenden 18. und des beginnenden 19. Jahrhunderts

---

[21] Hess 2000 b, 318.
[22] Vgl. Hess 2000 a, 285.
[23] Jetter 1977.
[24] Murken 1978.
[25] Imhof 1977, 215.
[26] Unter dem Begriff *Medikalisierung* ist ein gesellschaftlicher Veränderungsprozess zu verstehen, der die menschlichen Lebensbereiche, die vorher außerhalb der Medizin standen, in den Blickpunkt systematischer medizinischer Forschung rückt. Der Begriff wurde Mitte des 18. Jahrhunderts in die gesellschaftspolitischen Diskussionen eingeführt und ist auch heute noch üblich. Obwohl der Begriff in der wissenschaftlichen Literatur ursprünglich deskriptiv verwendet wurde, also ohne positive oder negative Bewertung, wird mit ihm heutzutage häufig eine kritische Sicht auf den wissenschaftlichem Fortschritt und das sich ausweitende Gesundheitssysteme ausgedrückt..
[27] Leidinger weist darauf hin, dass der aus der amerikanischen Soziologie stammende Begriff nicht eindeutig definiert ist und unterschiedlich verwendet wird. In der deutschen Sozialgeschichte hat sich inzwischen die Auffassung herausgebildet, wonach *Medikalisierung* den Prozess der Einbindung breiter Bevölkerungsschichten in ein ärztlich dominiertes Gesundheitssystem einschließlich der Normierung eines rationalen Gesundheitssystems meint. Vgl. Leidinger 2000, 12.

erörtert.[28] Mit Beginn der 1980er Jahre traten Untersuchungen über die "sozialen, wirtschaftlichen, konfessionellen und politisch-administrativen Kräfte", die für die Entwicklung des Krankenhauses entscheidend waren, in den Blickpunkt der Krankenhausgeschichtsschreibung.[29]

Die mit der Transformation des Hospitals zum Krankenhaus moderner Prägung einhergehenden Veränderungen rückten Anfang der 1990er Jahre in den Vordergrund des medizinhistorischen Interesses. In diesem Zusammenhang muss ein von Johanna Bleker und Reinhard Spree geleitetes Projekt der Deutschen Forschungsgemeinschaft (DFG) erwähnt werden, dessen Ergebnisse im Jahr 1995 in Buchform herausgegeben wurden.[30] Die Autoren untersuchten am Beispiel des Würzburger Juliusspitals die Hintergründe, die bei der Herausbildung des modernen Krankenhauses im ersten Drittel des 19. Jahrhunderts eine Rolle spielten. Im Vordergrund dieser Fallstudie standen patienten- und praxisbezogene Aspekte der Krankenhausmedizin. In einem weiteren DFG-Projekt am Institut für Geschichte der Medizin in Düsseldorf wurde hinterfragt, welche Faktoren die Entwicklung des Krankenhauswesens in Düsseldorf im 19. Jahrhundert wesentlich beeinflussten.[31]

Eine der umfassendsten Zusammenstellungen veröffentlichten Alfons Labisch und Reinhard Spree 1996 in ihrem Sammelband über die Sozialgeschichte des Krankenhauses im ausgehenden 18. Jahrhundert.[32] Seither beschäftigt sich die aktuelle Krankenhausgeschichtsforschung verstärkt mit Untersuchungen zur Zusammensetzung verschiedener Patientenpopulationen und der Finanzierung der Krankenhauskosten. Als Ergebnis dieser Unter-

---

[28] Frevert 1984, 45. Für Frevert bedeutet *Medikalisierung* die Verallgemeinerung gesundheitsbewusster Verhaltensstandards und medizinischer Versorgung in allen Bereichen und auf allen Ebenen des sozialen Systems.
[29] Vgl. Röschner 2002, 3.
[30] Bleker; Brinkschulte; Grosse 1995.
[31] Dross; Weyer-von Schoultz 2001, 295 bis 337.
[32] Labisch; Spree 1996.

suchungen konnte zum Beispiel für das ausgehende 18. Jahrhundert nachgewiesen werden, dass sich bei der Finanzierung des Krankenhausaufenthalts im süddeutschen Raum die Krankenhaus-Versicherung durchgesetzt hatte, während im norddeutschen Raum die Kranken-Versicherung favorisiert wurde.[33]

Im Rahmen dieser Untersuchungen wurde auch auf die Ausdifferenzierung von Organisationen innerhalb des Systems der Krankenversorgung und auf die sozialen Sicherungssysteme sowie die zur Finanzierung des Krankenhausaufenthaltes neu geschaffenen Finanzierungssysteme hingewiesen.[34] Sie stellten einen wichtigen Faktor bei der Umstrukturierung der Krankenanstalten dar. Gleichzeitig wurde erkannt, dass die frühen Formen der Kranken- und Sozialversicherung in diesem Zusammenhang eine weitaus größere Rolle als bislang angenommen gespielt haben.

Inzwischen liegen zahlreiche weitere Untersuchungen zur Hospital- und Krankenhausgeschichte vor. Als Beispiel sollen die Arbeiten von Matthias Röschner und Fritz Dross genannt werden. Matthias Röschner veröffentlichte 2002 eine ausführliche Darstellung zur „Kranken- und Armenversorgung in Darmstadt, Wiesbaden und Karlsruhe vom Ende des 18. bis in die Mitte des 19. Jahrhunderts".[35] In dieser Arbeit wird die besondere Situation der drei Städte, die sich in diesem Zeitraum zu Haupt- und Resistenzstädten entwickelten, dargestellt und interpretiert. Eine weitere Arbeit wurde 2004 von Fritz Dross veröffentlicht.[36] Darin weist er am Beispiel der Gründung des Düsseldorfers Krankenhauses auf den Zusammenhang von Armut und Krankheit in Verbindung mit grundlegenden Reformen der Armenpflege gegen Ende des 18. Jahrhunderts hin.

---

[33] Labisch 1996, 264. Leidinger 2001, 274. Stollberg, 2007, 232.
[34] Stollberg 2007, 230.
[35] Röschner 2002.
[36] Dross 2004.

Ragnhild Münch beschreibt in „Gesundheitswesen im 18. und 19. Jahrhundert" ausführlich die Berliner Verhältnisse.[37] Dabei wird die Entstehung und Entwicklung des ambulanten Gesundheitswesens umfassend behandelt und unter anderem auch ein Einblick in die zeitgenössischen Lebensbedingungen der Berliner Bevölkerung gegeben.

Die Schwerpunkte der Forschungen in der Medizingeschichte haben sich demnach in den letzten Jahrzehnten deutlich verändert. Nach der anfänglichen Konzentration auf die Errungenschaften der Ärzte und Krankenhaus-Architekten wurden immer häufiger der Patient und die kulturellen sowie die gesellschaftspolitischen Bedingungen in den Mittelpunkt des Interesses gestellt. Die Medizingeschichte, als Teil der allgemeinen Geschichtsforschung, ist seither nicht mehr getrennt von dieser zu bewerten.[38]

Für die Charité liegen diesbezüglich mehrere Arbeiten vor. Neben der in weiten Teilen fiktionalen Darstellung von Gerhard Jaeckel[39] gibt Rolf Winau in der 1987 veröffentlichten Monographie zur „Medizin in Berlin" einen umfassenden Einblick in die Geschichte der Charité.[40] Zuvor wurden bereits mehrere Dissertationsschriften publiziert, in denen für unterschiedliche Jahrgänge des 18. Jahrhunderts die demographischen Daten von Patienten der Charité ausgewertet wurden.[41] Es folgten weitere Arbeiten, in denen einzelne Aspekte der Entwicklung zum Krankenhaus moderner Prägung ausführlich erörtert wurden. Zu diesen Arbeiten zählt das „Jahrbuch für Universitätsgeschichte" aus dem Jahr 2000.[42] Besonders erwähnt werden müssen die Arbeiten von Volker Hess,[43] die Themen ansprechen, welche in

---

[37] Münch 1995.
[38] Lindemann 2003, 192 ff.
[39] Jaeckel 1963.
[40] Winau 1987.
[41] Boehme 1969. Krecker und Krecker 1978. Hanke 1981.
[42] Engstrom; Hess 2000.
[43] Hess 1999 a, 1999 b, 2000 a, 2000 b, 2000 c, 2010.

der vorliegenden Arbeit aufgegriffen und ausführlich erörtert werden. In diesem Zusammenhang ist auch auf die von Volker Hess zum 300 jährigen Jubiläum der Charité herausgegebene Arbeit hinzuweisen.[44]

Die Mehrzahl der zuvor genannten Autoren weist in ihren Arbeiten darauf hin, dass die Entwicklung des Krankenhauses zu Beginn auf das Engste mit einer Umgestaltung des Armen- und Gesundheitswesens verknüpft war und vor dem Hintergrund der durch den Zusammenbruch des *Ancien Règime*[45] notwendig gewordenen Reformpolitik und den gesellschaftspolitischen Veränderungen beim Übergang in die moderne Industriegesellschaft betrachtet werden muss. Darüber hinaus wird darauf hingewiesen, dass medizinisch-naturwissenschaftliche Errungenschaften und die Professionalisierung der Ärzte wesentlich zur Entwicklung des Krankenhauses als Versorgungseinrichtung und Heilstätte für Kranke beigetragen haben.

Fragestellung

Im Zentrum der vorliegenden Arbeit steht die Charité, das größte preußische Krankenhaus. Die Charité befand sich zu dieser Zeit aufgrund ihrer exponierten Lage in der Residenzstadt des Königs in einer besonderen Situation, die sich in wichtigen Punkten von Krankenhäusern in anderen Städten unterschied. Damit lässt sich unter anderem begründen, dass in Berlin im Vergleich mit anderen deutschen Städten wichtige Reformen des Armen- und Gesundheitswesens verspätet umgesetzt wurden.[46] Außerdem

---

[44] Bleker; Hess 2010. Vgl. David 2004 und Fischer 2009.
[45] Der Begriff *Ancien Règime* bezieht sich auf die rund 200 Jahre, in der Frankreich von den Bourbonen regiert wurde. Die Jahre zwischen 1789, dem Beginn der Französischen Revolution, und 1792, dem Jahr der vollständigen Beseitigung des *Ancien Règime*, gelten als Übergangszeit. In dieser Zeit war die uneingeschränkte Herrschaft des Königs bereits gebrochen, die Monarchie als solche bestand aber noch. Der Begriff wird heutzutage allerdings nicht mehr nur auf Frankreich bzw. die Herrschaft der Bourbonen bezogen, sondern steht allgemein für ein vergangenes, meistens absolut monarchistisches Regierungssystem, das nicht mehr zeitgemäß war und durch eine neue Regierungsform ersetzt wurde.
[46] Hess 2000 a, 176.

war Berlin von der demographischen Entwicklung, speziell vom rasanten Bevölkerungswachstum besonders betroffen.[47]

Gleichwohl kam es auch in Berlin in der ersten Hälfte des 19. Jahrhunderts zu einer Umstrukturierung des Hospital- und Krankenhauswesens. Während die bisherigen Aufgaben des traditionellen Hospitals, das heißt die Versorgung und Pflege von Alten und Siechen, zunehmend in den Hintergrund traten, rückte die medizinische Versorgung und Behandlung von heilbaren Kranken immer mehr in den Vordergrund. Das bis dahin multifunktional ausgerichtete Hospital wurde mit dem Krankenhaus moderner Prägung konfrontiert, dessen Aufgabe darin bestand, die Arbeitsfähigkeit der zumeist jungen und erwerbsfähigen Patienten so schnell wie möglich wiederherzustellen.[48]

Welche Umstände waren dabei maßgeblich beteiligt? Welche gesellschaftlichen und politischen Faktoren müssen besonders beachtet werden? Welcher Einfluss muss dem Begriffs- und Definitionswandel, der für das Armen- und Gesundheitswesen wichtigen Begriffe *Armut, Arbeit* und *Krankheit* beigemessen werden? Hatte die zunehmende Professionalisierung der Ärzte Auswirkungen auf die Entwicklung des Krankenhauses? War die Etablierung des Krankenhauses als Einrichtung zur Behandlung temporär Erkrankten die einzige Antwort der für die Versorgung der Kranken Verantwortlichen oder gab es noch andere Vorschläge? Welche Kriterien mussten grundsätzlich erfüllt sein, damit ein Krankenhaus im zeitgenössischen Sinn als *modern* bezeichnet werden kann? Wer finanzierte die Krankenhausbehandlung? Welchen Einfluss hatte die lokale Politik? Wer legte die Aufnahmebestimmungen und die Zugangswege der Patienten fest?

---

[47] Mieck 1987, 480. Berlin lag zu dieser Zeit in Bezug auf das Bevölkerungswachstum nach London, Paris und St. Petersburg auf dem vierten Platz der europäischen Metropolen (mit Berlin konkurrierten zu dieser Zeit: Moskau, Wien und Neapel).
[48] Labisch; Spree 2001, 26.

Diese und andere Fragen sollen in der vorliegenden Arbeit beantwortet werden. Eine der zentralen Fragen ist dabei, ob die Charité Mitte des 19. Jahrhunderts bereits als ein zeitgemäß modernes Krankenhaus bezeichnet werden kann. Die Beantwortung dieser Frage erfolgt mit Hilfe der für ein Krankenhaus moderner Prägung typischen Kennzeichen und den entsprechenden Leistungsmerkmalen. Untersuchungen zu den sozioökonomischen Daten der Patienten und zur Finanzierung der Verpflegungstage leisten dabei einen wesentlichen Beitrag.

Materialien

Für die vorliegende Arbeit wurden die Rezeptionsbücher der Charité des Jahres 1854 ausgewertet und die Daten von 9.404 Patienten erfasst.[49] Pro Patient musste ein Datensatz von 20 (Männer) respektive 25 (Frauen) Einzeldaten berücksichtigt werden. Damit wurden auf die Gesamtzahl der Patienten bezogen nahezu 200.000 Daten erfasst und in einer Datenbank gespeichert. Die Auswertung der Daten ermöglicht Aussagen zur Alters- und zur Geschlechterverteilung, zur Aufenthaltsdauer und zur beruflichen und sozialen Herkunft der Patienten. Über die Verknüpfung der Daten mit Daten zu den Einweisern und der Kostenübernahme der Verpflegungstage gelingt es, die dieser Arbeit zugrunde liegenden Fragen zu beantworten.

Gang der Darstellung

Die vorliegende Arbeit gliedert sich in einen speziellen und in einen allgemeinen Teil. Im speziellen Teil werden die Daten der im Jahr 1854 in die Charité aufgenommenen Patienten und deren sozioökonomischen Merkmale anhand der in den Rezeptionsbüchern der Charité gemachten Angaben untersucht. Dabei werden die Patientendaten mit den Angaben zu

---

[49] Die Rezeptionsbücher lagern im Universitäts-Archiv der Humboldt-Universität (Eichborndamm 115-121 in Berlin-Reinickendorf).

den einweisenden Instanzen und den Kostenträgern verknüpft und gemeinsam ausgewertet. Anhand dieser Untersuchungsergebnisse kann beantwortet werden, welche Klientel die Charité im Jahr 1854 hauptsächlich frequentierte und welcher Institution die Kosten für die Behandlung und Verpflegung der Kranken zugeordnet wurden.

Indem die Angaben der Patienten zum Erwerb mit den Angaben einer zeitgenössischen Erwerbsstatistik von in Berlin Beschäftigten in Bezug gesetzt werden, soll für das Jahr 1854 untersucht werden, ob Unterschiede zwischen der Erwerbsstruktur der Charité-Patienten und der Berliner Bevölkerung bestanden oder ob die erwerbsfähigen Charité-Patienten und die erwerbsfähigen Berliner zu gleichen Anteilen in den entsprechenden Berufszweigen beschäftigt waren.

Zudem werden die in den Rezeptionsbüchern vorliegenden Angaben zum Erwerb in Relation zu einem Modell zur sozialen Schichtung bewertet. Auf diese Weise soll geklärt werden, ob sich im Jahr 1854 die Sozialstruktur der Charité-Patienten von jener der Berliner Bevölkerung wesentlich unterschied und falls dies nachzuweisen ist, worin die Unterschiede bestanden. Hierbei kann, wie auch zuvor bei der Erwerbsstatistik, lediglich eine grobe Einteilung erfolgen, denn wie ausführlich dargestellt wird, ist eine exakte Zuordnung der Patienten zu einer bestimmten sozialen Schicht oder einem einzelnen Gewerbe anhand der Angaben aus den Rezeptionsbüchern oft nicht möglich.

Zudem soll beantwortet werden, aufgrund welcher Intention die Patienten in die Charité eingewiesen wurden. Dies kann nur auf indirektem Weg erfolgen, da in den Rezeptionsbüchern keine Angaben über die zur Aufnahme führenden Gründe oder Erkrankungen gemacht wurden. Anstelle dieser Angaben müssen die Eintragungen zu den einweisenden Instanzen, zum Beispiel Gewerke und Armen- oder Stadt-Arzt und der aufnehmenden Abteilungen verwendet werden.

Weiterhin wird anhand von Leistungsmerkmalen, die für ein zeitgemäß modernes Krankenhauses geltend gemacht werden können, untersucht, in wie weit die Charité im Jahr 1854 die Kriterien eines Krankenhauses moderner Prägung bereits erfüllte. Hierzu zählen zum Beispiel: Altersverteilung der Patienten, Behandlung auf verschiedenen Abteilungen und Verweildauer.

Im allgemeinen Teil werden vor allem gesellschaftspolitische Aspekte erörtert, die den Strukturwandel vom Hospital zum Krankenhaus begünstigten. Da sich Krankenhäuser als medizinische Behandlungseinrichtungen zu einer Zeit etablierten, in der das *Ancien Règime* durch eine neue Gesellschafts- und Wirtschaftsordnung ersetzt wurde, liegt es nahe zu untersuchen, ob zwischen beiden Ereignissen ein Zusammenhang besteht. Dabei müssen die epochalen Ereignisse beachtet werden, die sich beim Übergang von der *alten* in die *neue, moderne Welt*[50] ereigneten. Hierzu gehören neben dem rasanten Wachstum der armen städtischen Bevölkerung vor allem die preußischen Reformbewegungen,[51] die unter anderem das Ziel hatten, die dem Deutschen Bund[52] angehörenden Staaten nach dem verlorenen Krieg gegen die französische Armee wieder in die Gemeinschaft der Nachbarstaaten einzubinden.[53]

Neben diesen Ereignissen wird im allgemeinen Teil auch auf die zeitgenössische Definition der Begriffe *Arbeit, Armut* und *Krankheit* hin-

---

[50] Damit ist hier die Zeit um die Jahrhundertwende vom 18. zum 19. Jahrhundert gemeint. In dieser Zeit kam es zu gravierenden Veränderungen im Sozial- und Wirtschaftsgefüge vieler europäischer Staaten. Die Veränderungen waren geprägt durch die Ideen der Aufklärung und sind als Antwort auf den Zerfall der Strukturen des *Ancien Règime* zu verstehen.
[51] Hier sind die Preußischen Reformen, die nach ihren Hauptinitiatoren auch *Stein-Hardenbergsche Reformen* genannt werden, besonders zu erwähnen. Es handelte sich um eine Reihe von Staats- und Verwaltungsreformen, die von gesellschafts- und wirtschaftspolitischen Maßnahmen begleitet waren. Der Kommunalreform von 1808, die sogenannte *Steinsche Städteordnung*, wird dabei eine besonders wichtige Rolle beigemessen.
[52] Nach dem Untergang des Heiligen Römischen Reichs wurde 1815 auf dem Wiener Kongress der Deutsche Bund als föderative Klammer mit kleinstmöglichem Nenner gegründet. 35 souveräne Staaten und mehrere freie Städte waren ihm angeschlossen. Entscheidendes Organ war die in Frankfurt am Main tagende Bundesversammlung. Dabei handelte es sich um kein gewähltes Parlament, sondern um einen Gesandtenkongress. Vgl. Oster 2010, 259 f.
[53] Vgl. Reidegeld 1996, 30.

gewiesen.[54] Dabei wird aufgezeigt, dass von den für die Gesundheitspolitik Verantwortlichen erstmalig erkannt wurde, dass Krankheit über den Verlust der Arbeit in die Armut führen kann und die Kranken aus diesem Grunde möglichst rasch wieder geheilt und dem Arbeitsprozess zugeführt werden sollten.

Dieses Umdenken hat auch die Entwicklung des Krankenhauses im Allgemeinen und die der Charité im Speziellen wesentlich beeinflusst. In diesem Zusammenhang wird in der vorliegenden Arbeit das Berliner Gesundheitswesen, wie es Mitte des 19. Jahrhunderts Bestand hatte, ausführlich erörtert und die Professionalisierung der Ärzteschaft erwähnt, die parallel zur Entwicklung des Krankenhauses stattfand.

---

[54] Dross 2004, 77 ff.

ALLGEMEINER TEIL

1 Die Entwicklung des Krankenhauses, speziell der Charité, unter Berücksichtigung der kulturellen und gesellschaftspolitischen Bedingungen.

Um die Ergebnisse des speziellen Teils im historischen Kontext bewerten zu können, sollen einführend zunächst einige der wichtigsten gesellschaftspolitischen Aspekte erörtert werden, welche die Entwicklung des Krankenhauses, speziell der Charité, zu Beginn des 19. Jahrhunderts wesentlich beeinflusst haben.

1.1 Armut, Arbeit und Krankheit

Die Begriffe *Armut, Arbeit* und *Krankheit* sind seit jeher eng miteinander verknüpft.[55] Allerdings wurden die Begriffe über die Jahrhunderte entsprechend den jeweils bestehenden kulturellen und gesellschaftspolitischen Gegebenheiten unterschiedlich definiert. In diesem Prozess kam es nicht nur immer wieder zu einem Wandel in der Definition der Begriffe, sondern auch zu Veränderungen in der Konstellation der Begriffe zueinander. Eine weitere Neubewertung der Begriffe erfolgte im Rahmen der gesellschaftspolitischen Veränderungen, die sich gegen Ende des 18. Jahrhunderts in Preußen und den angrenzenden Ländern ereigneten. Dieser Prozess hatte einen wesentlichen Einfluss auf die Entwicklung des zeitgemäß modernen Krankenhauses.

1.2 Freiwillige und unfreiwillige Arbeit

Die Begriffe *Arbeit* und *Armut* waren in der Antike identisch.[56] Zu dieser Zeit wurde Armut noch durch das Angewiesensein auf Arbeit definiert. Dabei

---

[55] Dross 2004, 51 ff.
[56] Schenk 2004, 14.

musste der Arme nicht immer mittellos sein, er konnte sogar seinen eigenen Hof und ein geringes Vermögen besitzen. War er jedoch gezwungen, sich seinen Lebensunterhalt durch Arbeit ständig neu zu verdienen, galt er als arm. Körperliche Arbeit, die dem Lebensunterhalt diente, wurde negativ bewertet und als Schande betrachtet.[57]

Im Mittelalter kam es zu einer gesellschaftlichen Um- und Neubewertung der beiden Begriffe.[58] Dabei führte die durch das Christentum geförderte freiwillige, religiös motivierte Armut, die auf körperlicher Arbeit bei gleichzeitigem Verzicht auf Reichtum beruhte, zu einer positiven Bewertung der körperlichen Arbeit und zu einer Differenzierung der Armut in *freiwillige* beziehungsweise *unfreiwillige* Armut.[59]

Neben der religiös motivierten, freiwilligen Armut, die als Verwirklichung des christlichen Gebots der *caritas* in die Armenfürsorge übernommen wurde, gab es die unfreiwillige Armut, die auf materieller Not beruhte. Im Gegensatz zu der hoch angesehenen freiwilligen Armut wurde die unfreiwillige Armut weiterhin negativ bewertet, als ehr- und würdelos betrachtet und mit Unmoral und Unehrlichkeit gleichgesetzt.[60] In unfreiwilliger Armut befanden sich im Mittelalter aber nicht nur diejenigen, die arbeiten mussten, um sich ihre materielle Lebensgrundlage zu erhalten, sondern auch alle, die krank und gebrechlich waren oder sich im Zustand der Vereinsamung und der Verlassenheit befanden: Witwen, Waisen, Gefangene, aber auch Pilger und Fremde.[61]

---

[57] Rathmayr 2006, Teil I Kapitel I/3.
[58] ebenda, Teil I Kapitel II/1.
[59] ebenda, Teil I Kapitel II/4.
[60] ebenda, Teil I Kapitel II/1.
[61] Greef 2007, 7. Oexle 1986, 78. Schenk 2004, 14. Vgl. Meier Kressig 1993, 2.

1.3 Würdige und unwürdige Armut

Gegen Ende des Mittelalters gerieten in den später zum Deutschen Bund zählenden Ländern[62] immer mehr Menschen in die durch materielle Not bedingte unfreiwillige Armut. Die zu dieser Zeit einsetzende Landflucht begünstigte diesen Prozess und war eine der wichtigsten Voraussetzung dafür, dass die Armut in den Städten zu einem Massenphänomen wurde. Dabei kam es sowohl in Zeiten eines raschen Bevölkerungswachstums als auch während einer Bevölkerungsregression, zum Beispiel bedingt durch große Epidemien, zu einer Binnenwanderung in die Städte.[63] Im Zuge dieser Entwicklung begann sich die bis dahin noch bestehende Identität von Armut und Arbeit endgültig aufzulösen. Galt die Arbeit, also die regelmäßige Erwerbstätigkeit zur Sicherung des Lebensunterhaltes, bis dahin noch als Indikator der Armut, trat im Spätmittelalter das Fehlen von Arbeit an dessen Stelle. Armut im Sinne von *mittellos sein* trat ein, wenn die Arbeit verloren ging. Armut und Arbeit wurden zu dieser Zeit kontradiktorisch gegeneinander gestellt[64] und Armut als soziales[65] und gesellschaftspolitisches Phänomen erkannt.

Im Zuge dieser Entwicklung wurde zwischen *würdigen* Armen und *unwürdigen* Armen unterschieden. Während der würdige Arme aufgrund von körperlichen Gebrechen arbeitsunfähig war, handelt es sich bei den unwürdigen Armen mehrheitlich um Personen, die keine Arbeit fanden oder um Arme,[66] deren soziale Situation gefährdet war, weil ihre Einkommensquelle unsicher war. Standen für diese Personen bei günstiger Konjunkturlage genug Arbeitsplätze zur Verfügung, waren sie bei Absatzschwierigkeiten als

---

[62] Der *Deutsche Bund* war ein Staatenbund aus überwiegend deutschsprachiger Staaten zwischen 1815 und 1866. Er wurde im Juni 1815 auf dem Wiener Kongress ins Leben gerufen.
[63] Rathmayr 2006, Teil I Kapitel III/1.
[64] Oexle 1986, 91. Vgl. Meier Kressig 1993, 3.
[65] Hartmann 1935, 5.
[66] Dross/Weyer-von Schoultz 2001, 300.

erste gefährdet. Da sie neben ihrer Arbeitskraft über keinerlei weitere Reserven verfügten waren sie bei vorübergehender Krankheit oder dauernder Arbeitslosigkeit auf die kommunale Armenfürsorge angewiesen.

1.4 Kranke Arme und Arme-Kranke

Mit dem Auftreten der Armut als gesellschaftliches Massenphänomen kam es auch zu einer Neubewertung des Begriffs *Krankheit*. Da Krankheit über eine Verminderung der Arbeitskraft zu einer existentiellen Bedrohung des Kranken und dessen Familie führen konnte, wurde Krankheit als eine von mehreren Ursachen der Armut bewertet und in einen kausalen Zusammenhang gesehen. Krankheit bedeutete demnach auch *Nicht-Arbeitsfähigkeit* und belastete somit die öffentliche Armenpflege. Diese drängte auf eine rasche Wiedereingliederung des kranken Individuums. Um dies zu gewährleisten, wurden sowohl Instrumente des offenen Gesundheitswesens als auch Institutionen der geschlossenen Krankenversorgung, zum Beispiel Krankenhäuser, herangezogen.[67]

Außerdem fand im Rahmen der Neubewertung des Krankheitsbegriffs, wie bereits zuvor bei den Begriffen Arbeit und Armut, eine Differenzierung statt. Zu Beginn des 19. Jahrhunderts wurde zwischen den *kranken Armen* und den *Armen-Kranken* unterschieden. Die Armut der *Armen-Kranken* wurde dabei moralisch negativ bewertet, während die *kranken Armen* moralisch besser gestellt waren, da ihre Armut, im Gegensatz zu der des *Armen-Kranken*, allein auf Krankheit zurückzuführen war. Dahingegen wurde bei den *Armen-Kranken* die Armut als vordergründig bewertet, was eine sozial und moralisch schlechtere Bewertung zur Folge hatte.[68]

---

[67] Vgl. Münch 1995, 150 ff.
[68] Dross 2004, 83.

1.5 Erziehung zur Arbeit - das neue Arbeitsethos

Wurde Arbeit über Jahrhunderte als moralisch verwerflich eingestuft, galt sie seit dem 18. Jahrhundert als Quelle von Reichtum und Glückseeligkeit[69] und wurde zum moralischen Gebot für alle anständigen Menschen erhoben.[70] In diesem Zusammenhang etablierte sich ein Arbeitsethos mit den Grundpfeilern Disziplin, Fleiß, Pünktlichkeit und Strebsamkeit.[71] Diese Entwicklung wurde überwiegend vom städtischen Bürgertum getragen, vornehmlich von den Kaufleuten. Sie waren Träger einer neuen Wirtschaftsform und prägten eine neue Arbeitsethik. Arbeit wurde in dieser Zeit als Mittel zur Lösung des Armutsproblems angesehen. Im Zuge dieser Entwicklung kam es zur Institutionalisierung von Zucht- und Arbeitshäusern, in denen die Armen mittels Zwangsarbeit diszipliniert werden sollten.[72]

1.6 Vom Hospital zum Krankenhaus

Mit der Wende vom 18. zum 19. Jahrhundert wurde im deutschsprachigen Raum und in den angrenzenden Ländern eine wichtige krankenhausgeschichtliche Entwicklungsphase eingeleitet. In diesem Zeitraum entwickelten sich aus Hospitälern, die im 16. und 17. Jahrhundert häufig noch zugleich Gefängnis, Irrenasyl, Waisenhaus und Aufbewahrungsstätte für Sieche und Kranke waren,[73] Krankenhäuser in denen temporär Erkrankte behandelt wurden.[74]

Zuvor hatte eine medizinische Versorgung nur in wenigen speziellen Einrichtungen stattgefunden. Obwohl die Patienten dort eher verwahrt und nicht oder kaum behandelt wurden, sind die für Leprakranke eingerichteten

---

[69] ebenda, 51 ff.
[70] Vgl. Rathmayr 2006, Teil I Kapitel III/2.
[71] Schenk 2004, 11. Vgl. Meier Kressig 1993, 5.
[72] Jütte 1986, 112. Schenk 2004, 19 ff. Vgl. Rathmayr 2006, Teil I Kapitel III/4.
[73] Röschner 2002, 1. Greef 2007, 10 ff.
[74] Nipperdey 1998, 142. Röschner 2002, 19 f. Dross 2004, 85.

Leprosorien hierfür gute Beispiele.[75] Bereits krankenhausähnlicher zeigten sich die *Franzosenhäuser*[76] der Syphilitiker zu Beginn des 16. Jahrhunderts, in denen die Kranken eine geregelte Behandlung erhielten.[77] Zur Umgestaltung von bis dahin bestehenden Hospitälern beziehungsweise zur Neugründung von Krankenhäusern, in denen Kranke behandelt und dadurch auch wieder dem Arbeitsmarkt zugeführt werden konnten, kam es in großem Maße erst, als Ende des 18. Jahrhunderts gesellschaftlich erkannt und akzeptiert wurde, dass Krankheit durch Beeinträchtigung der Arbeitskraft in die Armut führen konnte, wodurch wiederum die Pauperisierung[78] breiter Bevölkerungsschichten begünstigt wurde.

1.7 Entwicklung einer berufsständigen Krankenversicherung

Krankheit konnte seit jeher dazu führen, dass Kranke nicht mehr in der Lage waren, ihren Lebensunterhalt selbstständig abzusichern. In der traditionellen Gemeinschaft kümmerte sich in erster Linie die Familie oder die Gemeinde um das in Not geratene Mitglied. Waren diese Sicherungssysteme nicht mehr gegeben, zum Beispiel, wenn sich die familiären beziehungsweise verwandtschaftlichen Bindungen bedingt durch die Landflucht zu Beginn der Industrialisierung aufgelöst hatten, mussten für die Hilfsbedürftigen neue Sicherungssysteme geschaffen werden.[79]

Im Jahr 1794 wurden die Kommunen durch das *Allgemeine Landrecht* verpflichtet, Fremde in Notzeiten zu versorgen. Zuvor war es üblich gewesen

---

[75] Eckart 2009, 82.
[76] Stein 2007, 102 ff. Als *Franzosenhäuser* wurden Siechenhäuser bezeichnet, in denen an der Syphilis Erkrankte behandelt wurden. Die Krankheit wurde Ende des 15. Jahrhunderts aus den Antillen von Seeleuten zunächst nach Spanien eingeschleppt und verbreitete sich in den darauf folgenden Jahrzehnten durch das Heer des französischen Königs Karl VIII auch in anderen Ländern, darunter auch in den deutschsprachigen Staaten. Die Syphilis wurde aus diesem Grunde auch als „seuch der Franzosen" bezeichnet.
[77] Greef 2007, 12.
[78] Nipperdey 1998, 220. Mit Pauperismus wurde das Überhandnehmen der Armen, der *Pauper*, im Zuge der explosionsartigen Bevölkerungsvermehrung definiert.
[79] Wagner 2001, 46.

diese in Notzeiten zu vertreiben, um die eigene Existenz zu sichern. In dem Gesetz verpflichtete sich der Staat unter anderem, „für die Ernährung und Verpflegung derjenigen Bürger zu sorgen, die sich ihren Unterhalt nicht selbst verschaffen, und denselben auch nicht von anderen Privatpersonen, welche nach besonderen Gesetzen dazu verpflichtet sind, erhalten können".[80] Mit dieser Regelung sollte erreicht werden, dass Kranke, vor allem Arme, Gesellen und Dienstboten in der Gemeinde, in der sie erkrankten, medizinisch versorgt wurden. Auf diese Weise sollte auch der Verbreitung von ansteckenden Krankheiten vorgebeugt werden.[81] Allerdings hielten auch nach dem Erlass des Gesetzes viele Gemeinden an der Tradition der Solidargemeinschaft fest und vertrieben nach wie vor die auswärtigen Kranken aus ihrer Gemeinde.[82]

Als weiteres wichtiges Gesetz muss das am 31. Dezember 1842 verabschiedete *Gesetz über die Verpflichtung zur Armenpflege* erwähnt werden. Dieses Gesetz, welches das bis dahin geltende *Heimatprinzip*[83] durch den *Unterstützungswohnsitz* ersetzte, führte dazu, dass das Recht auf Armenunterstützung nicht mehr an den Aufenthalt am Geburtsort gebunden war, sondern auch nach drei Jahren Aufenthalt am neuen Wohnort erlangt wurde.[84]

Zu dieser Zeit konnten die Handwerker, anders als die meisten der in anderen Berufszweigen Beschäftigten, in Notzeiten noch auf die Unterstützung der Zünfte zurückgreifen. Mit Beginn der Industrialisierung, spätestens mit

---

[80] Sommermann 1997, 25. Vgl. Stollberg; Tamm 2001, 525.
[81] Wagner 2001, 47.
[82] ebenda, 47.
[83] Steiner 2001, 71. Nach dem Heimatprinzip musste in Notfällen wie zum Beispiel Verarmung durch krankheitsbedingte Arbeitsunfähigkeit nur die Armenkasse der Heimatgemeinde Unterstützung gewähren, und nicht die des eigentlichen Aufenthaltsorts.
[84] Vgl. Wagner 2001, 49. Mit dem Gesetz über die Aufnahme neu anziehender Personen vom 31. Dezember 1842 und dem Gesetz über die Verpflichtung zur Armenpflege (beide vom 31. Dezember 1842) wurde das bis dahin geltende *Heimatprinzip* verlassen und die Gemeinden zur Fürsorge für neu Ansässige aber auch für arme Reisende, die in der Gemeinde erkrankten, verpflichtet.

Einführung der allgemeinen Gewerbefreiheit in Preußen im Jahr 1810, verloren die Zünfte jedoch zunehmend an Bedeutung und somit auch die in die Zunftorganisationen integrierten Unterstützungsvereine für Kranke. Um das Risiko im Krankheitsfall zu minimieren, wurden daraufhin Hilfskassen gebildet, die sich außerhalb der Zünfte etablierten und hauptsächlich Personengruppen mit der gleichen gewerblichen Beschäftigung umfassten.[85]
Da zur Mitte des 19. Jahrhunderts trotz inzwischen zahlreicher Hilfskassen viele Beschäftigte nicht krankenversichert waren, wurden mit dem Ziel, die Versichertenquote zu erhöhen weitere Gesetze erlassen, so zum Beispiel die *Gewerbeordnung von 1845* und ihre Novellierung von 1849. Beide Gesetze hatten das Ziel, die Gründung von Krankenkassen anzuregen und zu steigern um damit auch die kommunalen Kassen zu entlasten.[86]

Mit der *Allgemeinen Gewerbeordnung* vom 17. Januar 1845 wurde in Preußen zum einen die Beibehaltung bestehender gewerblicher Unterstützungskassen festgeschrieben und zum anderen die Möglichkeit, derartige Kassen neu zu gründen, ausdrücklich im Gesetz festgelegt. Dieses Gesetz bezog sich nicht nur auf Gesellen und Gehilfen, sondern erstmals auch auf die wachsende Anzahl der Fabrikarbeiter. Außerdem wurde vereinbart, dass ein Geselle, der keiner Zunft angehörte, nicht von der Beitrittsmöglichkeit zu einer Hilfskasse ausgeschlossen werden durfte, was zuvor gängige Praxis war. Darüber hinaus ermächtigte das Gesetz die Gemeinden, alle im Ort beschäftigten Gesellen und Gehilfen zum Beitritt in eine bestehende Kasse zu zwingen.

In der Praxis veränderte das Gesetz aber nicht viel, da es sich nur um eine Kann-Vorschrift und nicht um zwingendes Recht handelte. Aus dem gleichen Grunde führte auch die Novellierung des Gesetzes vom 9. Februar 1849, die

---

[85] Wagner-Braun 2002, 34.
[86] Wagner 2001, 55.

sich auf die Krankenversicherung der gewerblichen Arbeiter bezog, nicht zum gewünschten Erfolg.[87]

Da die Gemeinden von ihrem gesetzlich vorgegebenen Recht oft nicht Gebrauch machten und die Gründung von Krankenkassen somit deutlich hinter den Erwartungen zurück blieb, ergriff der Staat die Initiative und verkündete im Jahr 1854 das *Gesetz über die gewerblichen Unterstützungskassen*. Dadurch konnte der Staat die Gemeinden zur Errichtung von Kassen anhalten und selbst den Beitrittszwang aussprechen, wenn Kommunalbehörden zuvor nicht entsprechende Maßnahmen eingeleitet hatten.

Erst durch diese staatliche Intervention nahm die Anzahl der Krankenkassen deutlich zu, so dass Ende 1854 in Preußen insgesamt 2.622 Unterstützungskassen mit 246.000 Mitgliedern Bestand hatten.[88] Obwohl noch zahlreiche Berufsgruppen ausgeschlossen waren, so zum Beispiel Landarbeiter und Tagelöhner, und die Einbeziehung von Familienmitgliedern zu den seltenen Ausnahmefällen zählte,[89] bestand von nun an für einen wachsenden Anteil der beschäftigten Lohnarbeiterschaft eine Versicherungspflicht.[90]

1.8 Das Armen- und Gesundheitswesen in Berlin

Die Charité unterschied sich Mitte des 19. Jahrhunderts von vergleichbaren Einrichtungen in anderen Städten, die für die Krankenhausgeschichtsschreibung ebenfalls wichtig sind, wie zum Beispiel Würzburg, Bamberg oder Stuttgart. Eine Ursache hierfür ist, dass Berlin zu dieser Zeit Haupt- und Residenzstadt war und sich aus diesem Grunde die feudalen Strukturen länger als in anderen Regionen behaupten konnten.[91] Zudem war die Charité zu diesem Zeitpunkt noch ein *königliches Krankenhaus* und somit abhängig

---

[87] Vgl. Wagner 2001, 55.
[88] ebenda, 55.
[89] ebenda, 55. Ehefrauen und Kinder waren in der Regel nicht mitversichert.
[90] ebenda, 55.
[91] Münch 1995, 246.

von den Entscheidungen des Königs. Daran, sowie an einer nicht eindeutigen Zuordnung der Kompetenzen auf Verwaltungsebene, scheiterten zahlreiche Reformen. Zudem waren Kompetenz- und Statusfragen offenbar von größerer Bedeutung als die Erfüllung der Amtspflichten, was dazu führte, dass wichtige Reformvorhaben nicht verabschiedet werden konnten.[92] Erschwerend kam hinzu, dass neben dem Magistrat und der Stadtverordnetenversammlung auch die Ministerien und das Polizeipräsidium an dem Versuch beteiligt waren, ein kommunales Gesundheitswesen nach den Vorgaben der Steinschen Städtereform zu etablieren.[93] So blieb zum Beispiel das kommunale Gesundheitswesen über viele Jahre in der Hand des Polizeipräsidiums. Erst im Jahr 1889 wurde diese Verantwortung einem kommunalen Vertreter übertragen.[94]

Die Kommunalisierung des Armenwesens nach der Steinschen Städteordnung von 1808 bedeutete für die Stadt Berlin ein schwer lösbares Problem. Hatte sich im Zeitalter des Absolutismus die Tätigkeit der Stadtverwaltung noch darin erschöpft, die Anordnungen der jeweiligen Regierung auszuführen, legte die Städteordnung vom 19.11.1808 fest, dass die Städte das Armen- und Gesundheitswesen selbst auszuüben und zu finanzieren hatten. In der Umsetzung der Steinschen Städteordnung von 1808, einem Meilenstein nicht nur in der Reform des Armen- und des Gesundheitswesens, unterschied sich die Stadt Berlin deutlich von vergleichbaren Städten. Dies zeigt sich auch daran, dass die Stadt Berlin kein Anrecht auf alleinige Inanspruchnahme der Charité für die kommunale Krankenversorgung erhielt, so dass die für die kommunale Armenkrankenpflege zuständigen Behörden unter anderem wegen der fehlenden

---

[92] ebenda, 247.
[93] ebenda, 247.
[94] ebenda, 247.

Kostenkontrolle die Inanspruchnahme der Charité weitgehend zu vermeiden suchte.[95]

Da die Stadt Berlin die Charité nicht als städtisches Krankenhaus nutzen konnte und ihr zunächst keine anderen kommunalen Krankenhäuser zur Verfügung standen,[96] forcierte sie den Aufbau einer dezentralen Armenkrankenpflege und entwickelte ein funktionstüchtiges dezentrales Fürsorgesystem. Im Zuge dieser Entwicklung wurden zahlreiche Vereine gegründet, die sich an der dezentralen Versorgung der Armen beteiligten.[97]

Bei der Einbindung der Armenfürsorge in das Konzept der städtischen Sozialfürsorge dominierten in Berlin zu Beginn des 19. Jahrhunderts zwei Stränge: die offene und die geschlossene Armenkrankenpflege, zu der auch die Charité gehörte.[98]

1.8.1 Offene Armenkrankenpflege

Die ambulante Versorgung der Armen erfolgte zu Beginn des 19. Jahrhundert durch die Armen-Ärzte, die unter der Oberaufsicht eines Stadt-Physikus standen. Die Armen-Ärzte waren in der Wahl ihrer Mittel zwar weitgehend frei, bevor sie einem Kranken jedoch Medikamente verordnen oder ihn in die Charité einweisen konnten, benötigten sie jedoch die Zustimmung der zuständigen Armen-Kommission. Dies und der Umstand, dass es für jeden denkbaren Fall zahlreiche Formulare auszustellen galt, verzögerte eine zügige Behandlung des Hilfesuchenden oft erheblich.[99]

Zur Feststellung der Hilfsbedürftigkeit und zur Regulierung der Unterstützung aus öffentlichen Mitteln definierte das Armen-Direktorium der Stadt Berlin im Jahr 1800 sechs Klassen von Hilfsbedürftigen.[100] Diese

---

[95] ebenda, 159.
[96] Hilf 2000, 49.
[97] Münch 1995, 247.
[98] ebenda, 151.
[99] ebenda, 169.
[100] ebenda, 154.

Bestimmungen wurden im Jahr 1804 weiter konkretisiert.[101] Obgleich Krankheit nach dieser Definition eine anerkannte Kategorie zur Klassifizierung der Armut bildete, blieb die Arbeitsfähigkeit das entscheidende Kriterium.[102] Zudem wurde das soziale Umfeld des Hilfesuchenden erfragt und die fehlende Versorgung durch Angehörigen beurteilt. Der Familienstand und die Verwandtschaftsbeziehungen[103] waren für die Beurteilung und Zuordnung zu einer Armutskategorie ebenso bedeutsam wie das Vorliegen von Arbeitsunfähigkeit oder Krankheit.

1.8.2 Geschlossene Armenkrankenpflege

Zur stationären Aufnahme benötigte der Kranke bereits zu Beginn des 19. Jahrhunderts in der Regel eine entsprechende Einweisung. Dies betraf auch die der Armen-Behörde anheimfallenden Kranken. Obwohl die letzte Entscheidung über den Antrag zur stationären Behandlung dieser Kranken der Armen-Kommission als oberster Instanz vorbehalten blieb, kam den Armen-Ärzten dabei eine wichtige Bedeutung zu. Sie mussten die Aufnahme des Kranken beantragen, wobei die jeweils aktuell gültigen Kriterien zur Definition der Armut zu beachten waren und neben dem medizinischen Befund auch die ökonomische und soziale Notlage des Kranken berücksichtigt werden musste. Sie sollten, um die Ausgaben der Kommune nicht zu sehr zu belasten, eine Einweisung zur stationären Behandlung allerdings möglichst vermeiden und stattdessen eine Behandlung in der häuslichen Umgebung veranlassen.[104]

---

[101] ebenda, 159.
[102] ebenda, 159.
[103] Aus diesem Grunde wurde diesen Daten auch in den Rezeptionsbüchern ein besonders hoher Stellenwert beigemessen.
[104] Münch 1995, 165 f. Im Oktober 1823 trat eine differenzierte Ordnung für die städtische Armenkrankenpflege in Kraft. Mit der bekannten Begründung: „Da die Charité teils nicht geräumig genug ist, alle kranken Arme aufzunehmen, teils viele von ihnen oft besser in ihren Wohnungen geheilt ... werden", begann die dezentrale Tätigkeit der kommunalen Krankenfürsorge. Dabei wurde die Bedeutung der häuslichen Versorgung gegenüber der Pflege im Krankenhaus erneut betont.

Während diese Kranken eine langwierige und oft entwürdigende Prozedur über sich ergehen lassen mussten und einen Nachweis über ihre Armut und ihres Nicht-Versorgtseins zu erbringen hatten, fanden die Kranken, die über die Gewerke-Kassen eingewiesen wurden, in der Regel problemlos Zugang zur stationären Versorgung.[105]

1.9 Die Charité im Interessenskonflikt zwischen Staat und Kommune

Der Anlass zur Errichtung des ersten Charité-Gebäudes war eine Pestepidemie, die in den Jahren 1709 und 1710 Polen und die preußischen Ostprovinzen heimsuchte. Mit dem Bau eines Pesthauses beabsichtigte König Friedrich I. (Regierungszeit 1701 bis 1713), Personen, die bei Übergreifen der Epidemie an der Pest erkranken könnten, zu isolieren, um die Stadtbevölkerung zu schützen.[106] Er ließ deshalb im Jahre 1710 ein großes Gebäude von zwei Stockwerken mit vier Eckpavillons erbauen. Auf dem in der Mitte der Gebäude liegenden Hof stand ein kleines Haus, in dem sich die Wohnung des Ober-Inspektors befand. Die Gebäude lagen außerhalb der Ringmauern im Nordwesten der Stadt.

Da Berlin von der Pest verschont blieb, wurden die Gebäude zunächst als Arbeitshaus für Bettler oder Obdachlose und als Garnisons-Lazarett verwendet. Da das Lazarett jedoch abgelegen lag, wurde es als Garnisons-Lazarett nur selten von den Militär-Ärzten genutzt.[107] Im September 1725 schlug der damalige Chef des Armenwesens, Etat-Minister von Katsch, dem König vor, die Gebäude als Bürger-Lazarett für das städtische Armenwesen zu verwenden. Nachdem der König den Vorschlag bewilligt hatte, wurde am 1.1.1727 das Bürger-Lazarett eröffnet, so dass die Gebäude ab diesem Zeitpunkt auch als Hospital für die städtischen Armen genutzt werden

---

[105] Hess 2000 a, 183.
[106] Winau 1887, 76 ff.
[107] Esse 1850, 3.

konnten.[108] Der König gab der Anstalt „als ein öffentliches Werk der christlichen Liebe, Gutthat und Mildigkeit" den Namen *Charité*.[109] Da auch der Vorschlag des Stadt- und Amtschirurgen Habermaass,[110] der das Bürger-Lazarett als Ausbildungsstätte für Militär-Chirurgen nutzen wollte, umgesetzt wurde,[111] hatte die Charité zu dieser Zeit neben einer sozialasylierenden Funktion und der Pflege der städtischen armen Kranken auch den Auftrag einer medizinischen Unterrichts- und Bildungsanstalt zu erfüllen. Auf diese Weise sollte gewährleistet werden, dass „nach dem Beispiele von Paris, London und Amsterdam auch in der Charité allen Medicis und Chirurgis hinlänglich Gelegenheit gegeben werde, sowohl die innerlichen als auch die äußerlichen Kuren zu sehen und zu begreifen".[112]

Die Charité hatte demnach verschiedene Funktionen zu erfüllen. Sie sollte einerseits dem preußischen Militär dazu dienen, die Militärärzte aus- und weiterzubilden, andererseits hatte sie die von der Armenfürsorge Berlins eingewiesenen Kranken zu versorgen.[113] Die konkurrierenden Interessen zum Nutzungsrecht begleiteten und beeinflussten die weitere Entwicklung der Charité. Während die Stadt Berlin daran interessiert war, die Charité zur Behandlung der städtischen Kranken als Allgemeines Krankenhaus nutzen zu

---

[108] ebenda, 3.
[109] ebenda, 4.
[110] Habermaass wurde später der erste Inspektor der Anstalt.
[111] Esse 1850, 3; Rüster 1990, 42; Krämer 2010.
[112] Esse 1850, 4. Vgl. Huerkamp 1985, 45 f. Im 18. Jahrhundert wurde noch zwischen Medizin und Chirurgie unterschieden. Diese Trennung wurde erst zu Beginn des 19. Jahrhunderts nach und nach aufgehoben. In diesem Zusammenhang ist auf die preußische Prüfungsordnung des Jahres 1825 hinzuweisen, welche die wissenschaftlich obsolet gewordene Trennung der Heilkunde in Medizin und Chirurgie aufhob. Vgl. Niehrenheim 2003, 52. Im 18. Jahrhundert musste jeder Physikus (Mediziner) ein abgeschlossenes Universitätsstudium nachweisen. Er nahm keine chirurgischen Eingriffe vor, sondern beschränkte sich auf innere Kuren. Der Wundarzt (Chirurg) dagegen absolvierte kein Studium, sondern eine dreijährige Lehre und schloss diese mit der Gesellenprüfung ab. Er beschränkte sich auf die äußeren Kuren, das heißt auf die chirurgische Behandlung von Krankheiten und Verletzungen.
[113] Mit Gründung der Universität im 19. Jahrhundert sollte sie auch noch die Ausbildung ziviler Ärzte ermöglichen.

können, hielt der Staat daran fest, die Charité als Lehranstalt zur Ausbildung der Militär-Chirurgen zu nutzen.

Strittig war auch die Frage, wer die Kosten für die Behandlung und Verpflegung der kommunalen Kranken und die allgemeinen Kosten der Charité zu tragen habe. Während die Charité in den ersten Jahrzehnten nach ihrer Gründung zunächst noch über Stiftungen und Privilegien des Königs finanziert wurde,[114] mussten nach der Überführung der Armenversorgung in kommunale Hand alternative finanzielle Sicherungssysteme geschaffen werden.

In diesem Zusammenhang muss die *Allerhöchste Kabinettsorder aus dem Jahre 1835* besonders hervorgehoben werden, durch die nicht nur die Aufnahmebestimmungen für die Charité-Patienten über Jahrzehnte definitiv geregelt wurden[115] sondern auch die divergierenden Nutzungsansprüche zwischen dem Staat und der Stadt. Bis dahin hatte die Stadt Berlin immer wieder das Recht eingefordert, die Charité zur Versorgung ihrer Kranken in eigener Regie zu nutzen und zu verwalten. Diesem Besitzanspruch der Stadt Berlin erteilte die Kabinettsorder eine deutliche Absage. Zugleich wurde die bis dahin unentgeltliche Behandlung der städtischen Kranken in der Charité aufgehoben. Der König verpflichtete sich zwar, die Kosten von 100.000 Verpflegungstagen zur Versorgung von städtischen Kranken zu übernehmen,

---

[114] Esse 1850, 4 f. Harig 1987, 242.
[115] Harig 1987, 247 f. Die Kabinettsorder hatte über viele Jahrzehnte Bestand und erfuhr erst 1926 eine wesentliche Änderung, als sich die Stadt Berlin bereit erklärte, zugunsten der Charité auf wesentliche Rechte aus der Kabinettsorder zu verzichten und ihren Anspruch auf von zuvor 100.000 auf 50.000 freie Verpflegungstage im Jahr zu reduzieren. Dabei war der Rechtscharakter der Ordre über die gesamte Zeit nicht eindeutig, da sie in der Gesetzessammlung nicht veröffentlicht worden war, so dass ihre juristische Handhabbarkeit zu Anfang des 20. Jahrhunderts sogar in Frage gestellt wurde. Die Rechtsprechung sah die Ordre jedoch nicht als lediglich instruktionelle Verordnung an sondern vertrat die Auffassung, dass, nachdem die Stadt Berlin und die Charité sich dieser Kabinettsorder entsprechend verhalten hätten, ein Vertrag zwischen den beiden Parteien zustande gekommen sei.

als Gegenleistung hatte die Stadt seit diesem Zeitpunkt jedoch für alle darüber hinaus anfallenden Verpflegungstage die Kosten selbst zu tragen.[116] Da die vom König zugesprochenen Verpflegungstage bereits von Beginn an nicht zur Versorgung aller städtischen Kranken ausreichten, und nicht nur die Zahl der von der Stadt zu versorgenden Armen in den folgenden Jahrzehnten ständig anwuchs sondern im Lauf der Jahre auch noch einige der zuvor in der Kabinettsorder genannten Vergünstigungen wegfielen,[117] hatte die Stadt Berlin Mitte des 19. Jahrhunderts unter den steigenden Kosten der geschlossenen Krankenversorgung schwer zu tragen.[118]

1.10 Vom Hospital zum modernen Krankenhaus - Kennzeichen des Strukturwandels

Wie bereits zuvor erwähnt, verlief die Reorganisation des Berliner Armen- und Gesundheitswesens und der Strukturwandel der Charité zu Beginn des 19. Jahrhunderts parallel mit den allgemeinen Veränderungen im Hospital- bzw. Krankenhauswesen. Im Zuge dieser Entwicklung übernahm die Charité mehr und mehr die Aufgaben einer medizinischen Behandlungseinrichtung. In wie weit der Strukturwandel im Jahr 1854 bereits vollzogen war soll anhand einiger Kriterien, die für ein zeitgenössisch modernes Krankenhaus kennzeichnend sind, in den nachfolgenden Kapiteln untersucht werden. Hierzu wird mit Hilfe der Angaben aus den Rezeptionsbüchern des Jahres 1854 unter anderem überprüft, ob sich die sozioökonomischen Daten der Charité-Patienten des Jahres 1854 im Vergleich zum traditionellen Hospital verändert haben. Hierbei wird erwartet, dass sich anstelle der im Hospital

---

[116] Hess 2000 a 177. Wagner 2001, 56.
[117] Wagner 2001, 57. Wurden zum Beispiel Schwangere ursprünglich in den ersten 40 Tagen unentgeltlich versorgt, war ihre Behandlung seit den 1850er Jahren bereits ab dem ersten Pflegetag kostenpflichtig.
[118] ebenda, 56. Im Jahr 1835 mussten etwas mehr als fünftausend Taler an die Charité überwiesen werden. In den 1840er Jahren waren es jährlich bereits zwischen zwölf- bis achtzehntausend Taler.

noch üblichen *Aufbewahrung* der Alten, Siechen und Gebrechlichen nun vor allem eine *Behandlung* von jungen, erwerbstätigen Personen, die durch eine Krankheit ihren Lebensunterhalt vorübergehend nicht mehr selbst erarbeiten konnten, nachweisen lässt.

Mit diesen Veränderungen im sozioökonomischen Gefüge der Charité-Patienten war eine Binnendifferenzierung bereits bestehender organisatorischen Strukturen verbunden.[119] So wurden die Kranken im modernen Krankenhaus zum Beispiel auf verschiedenen Abteilungen versorgt und behandelt, während im traditionellen Hospital eine derartige Unterscheidung nicht oder nur in geringem Maße praktiziert wurde. Neben dieser räumlichen Binnendifferenzierung kam es auch zu einer ökonomischen Binnendifferenzierung. Die Kostenerstattung wurde fortan mit unterschiedlichen Kostenträgern verhandelt und patientenspezifische Tarife eingerichtet. Hierbei leisteten die neu entstandenen Krankenkassen einen wesentlichen Beitrag.[120]

1.11 Die Professionalisierung der Ärzte im 19. Jahrhundert

Bis zur Mitte des 19. Jahrhundert hatte in Deutschland die Mehrzahl der Bevölkerung selten Kontakt mit einem Arzt.[121] Bei der Geburt "hatte seinerseits eine tüchtige Frau geholfen, die dafür bei den Frauen der Umgebung bekannt und angesehen war."[122] Wenn der Arm gebrochen oder verrenkt war, schiente der im Ort bekannte Schmied oder Schäfer den Arm oder renkte ihn ein. Bei Fieber gab es Tee aus Kräutern, die man gesammelt oder auf dem Markt gekauft hatte. Gestorben wurde zu Hause im Kreis der Familie.[123]

---

[119] Stollberg; Tamm 2001, 15.
[120] Hudemann-Simon 2000, 183 f.
[121] Huerkamp 1985, 34.
[122] Kuhlmann 1995, 33.
[123] ebenda, 33.

Im 18. Jahrhundert stellten die Ärzte für die Mehrzahl der Patienten nichts anderes als chirurgisch gebildete Barbiergesellen dar. Sie hatten zumeist keine Praxisräume, sondern kamen in das Haus des Patienten und behandelten vor den Familienangehörigen. Diese standen um das Krankenbett herum, beobachteten den Arzt kritisch und erteilten ihm Ratschläge.[124] Die Autorität des Arztes und das Vertrauen in seine Wissenschaft waren gering. Im Laufe des 19. Jahrhunderts veränderte sich das Verhältnis zwischen Arzt und Patient grundlegend. Der Arzt wurde im Laufe dieser Entwicklung zunehmend als wissenschaftliche Autorität anerkannt und verdrängte die bis dahin konkurrierenden Laien-Heiler.[125]

Wie kam es jedoch zum Aufstieg der Ärzte? Unzweifelhaft wurde der Aufstieg der Ärzte durch die zunehmende Etablierung der Naturwissenschaften und das neue, mechanistische Weltbild gefördert. In der mittelalterlichen Ideologie waren Krankheiten die Strafe Gottes,[126] deren Ursachen und Folgen als gottgewollt galten. Dahingegen richteten die Naturwissenschaftler ihren Blick immer häufiger auf die schlechten Lebensverhältnisse, die all zu häufig Krankheit und Armut zur Folge hatten.

Die Entdeckung von neuen Krankheitserregern war Beweis dafür, dass die Mediziner mit den Mächten des Fortschritts im Bunde standen. Als naturwissenschaftlich nützliches Werkzeug diente unter anderem die körperliche Untersuchung, bei der auch neu entwickelte Instrumente verwendet wurden.[127] Die Entwicklung immer neuer (medizinischer) Instrumente, die eine Objektivität der Ergebnisse vorgaben, unterstützte den Aufstieg der Ärzte ebenso wie eine durch breite Bevölkerungsschichten getragene generell positive Bewertung des naturwissenschaftlichen Fortschritts.

---

[124] ebenda, 35.
[125] Huerkamp 1985, 24 f. Sohn 2003, 86.
[126] Kuhlmann 1995, 40.
[127] Kuhlmann 1995, 38.

Viele Mediziner in Deutschland sympathisierten zudem mit den Ideen der Revolution von 1848 und beteiligten sich an ihr, wie zum Beispiel der Pathologe Rudolf Virchow, der neben seiner naturwissenschaftlichen Arbeit auch zahlreiche Vorschläge zur Verbesserung der öffentlichen Gesundheit verfasste.[128] Auf seine Empfehlung hin wurden in Berlin die Wasserversorgung und die Kanalisation verbessert, wodurch Typhus und Cholera weitgehend eingedämmt wurden. Dieses Beispiel weist auf den Wechsel der Leitideen in der Medizin des 19. Jahrhunderts hin. Neben der Hilfe in der Not des Einzelnen kam nun auch die Sorge um die Volksgesundheit hinzu.

Als Teil des aufstrebenden Bürgertums erlangte die Ärzteschaft zusätzlich gesellschaftliche Anerkennung. Außerdem erhielt die Ärzte bei wichtigen gesellschaftlichen Prozessen ein Mitspracherecht und nahmen somit teil an der Verwaltung und Organisation des Gesundheitswesens.[129]

Ärzte konnten Krankheiten diagnostizieren und Therapien bestimmen, während dies den anderen in Heilberufen Tätigen per Gesetz untersagt wurde. Damit kam es im 19. Jahrhundert neben einer Verwissenschaftlichung der Medizin auch zu einer vom Staat vorangetriebenen Vereinheitlichung der bislang heterogenen und auf unterschiedliche Wissensgebiete verteilten medizinischen Erfahrungen und Praktiken.[130] Im Rahmen dieses Prozesses verschob sich das Kräfteverhältnis eindeutig zu Gunsten der akademischen Medizin. Als Beispiel dient die Vereinnahmung der Hebammen durch die Ärzte oder der Kampf gegen Quacksalber und andere Berufsgruppen, die zuvor in der Heilkunde tätig waren. In diesem Zusammenhang sind auch die Medizinalverordnungen zu erwähnen, die im ersten Drittel des 19. Jahrhundert erlassen wurden. Im Besonderen muss

---

[128] Rudolf Virchow (1821-1902) gilt als Gründer der modernen Pathologie. Ersetzte sich auch für eine medizinische Grundversorgung der Bevölkerung ein und arbeitete als praktischer Hygieniker.
[129] Kuhlmann 1995, 36.
[130] Sohn 2003, 86.

hierbei auf den Erlass einer preußischen Prüfungsordnung aus dem Jahr 1825 hingewiesen werden, durch den die Chirurgie als zuvor eigenständiger Berufszweig der akademischen Medizin untergeordnet wurde.[131] Dieser Schritt, die Vereinigung von Medizin und Chirurgie, stellte eine wesentliche Voraussetzung für die weitere Professionalisierung der Ärzte dar.[132]
Im Zuge dieser Entwicklung kam es zu einer Ausweitung der vom Arzt verantworteten Tätigkeitsgebiete. Da nur der Arzt einem Kranken bescheinigen konnte, dass seine Rückenschmerzen auf Bandscheibenschäden beruhten, und nur er den Patienten aufgrund dieser Diagnose krankschreiben und ihm wirksame Schmerzmittel verschaffen konnte, erweiterte sich die ärztliche Definitionsmacht auch auf die Verschleiß- und Alterungsprozesse. Es entstand eine Koexistenz zwischen der ärztlichen Definitionsmacht (Diagnosen durfte nur der Arzt stellen) und der Verwaltungsmacht (Krankschreibung, Kuren, Rezepte).[133] Um den objektiv Arbeitsunfähigen vom möglichen Simulanten zu unterscheiden mussten neue medizinische Methoden geschaffen werden. Invalide Bergleute erhielten nur dann Unterstützung von der Knappschaft, und Gesellen bekamen nur dann Beihilfen von den Gewerke-Vereinen, wenn zuvor wissenschaftlich festgestellt wurde, dass sie tatsächlich krank waren und es sich nicht um Simulanten handelte. Diese Einteilung nahmen die Ärzte vor. Hierzu etablierten sie das Fiebermessen[134], das Abhorchen der Lunge und den Blasebalg, in den hinein die Untersuchten ausatmen mussten, um das Lungenvolumen zu messen. Sie benutzten den Augenspiegel, um den Augenhintergrund zu untersuchen, verbesserten die Blut- und Urinuntersuchung

---

[131] Huerkamp 1985, 45. Dieser Erlass sollte die Klassifikation des Heilpersonals neu regeln. In diesem Zusammenhang wurde die bis dahin geltende Trennung der Heilkunde in Chirurgie und Medizin aufgehoben, indem von den Wundärzten erster Klasse nicht nur eine chirurgische Ausbildung sondern auch medizinische Kenntnisse verlangt wurden und gleichzeitig die an der Universität ausgebildeten Studenten chirurgische Kenntnisse nachweisen mussten.
[132] Hudemann-Simon 2000, 226.
[133] Kuhlmann 1995, 44.
[134] Vgl. Hess 2000 a, 238 f.

und führten die Reflexprüfung mit dem Hammer ein. An die Stelle des Gespräches trat mehr und mehr die direkte körperliche Untersuchung.[135] Im Zuge dieser Veränderungen wurden ärztliche Untersuchungen und Behandlungen nicht nur selbstverständlich, sie wurden auch notwendig, denn Medikamente, Krankengeld und Rente bekam nur der, dem der Arzt eine entsprechende Bescheinigung ausgestellt hatte.[136]

Mit Einführung der Krankenversicherung und des Krankenscheins wurde die Position der Ärzte weiter gefestigt.[137] Dies weist darauf hin, dass die ärztliche Professionalisierung und die Medikalisierung breiter Bevölkerungsschichten im 18. und 19. Jahrhundert eng miteinander verknüpft waren[138] und von der Politik gefördert wurde, (auch) um die gesellschafts- und wirtschaftspolitische Stabilität des Staates zu gewährleisten.[139] Verschiedene Autoren bewerten aus diesem Grunde die Medikalisierung als Ausdruck einer Disziplinierung der modernen Gesellschaft.[140] Während dieser Aspekt in der vorliegenden Arbeit nur gestreift wird, soll deutlicher hervorgehoben werden, dass sowohl die Medikalisierung als auch die Professionalisierung der Ärzte die Etablierung des modernen Krankenhauses begünstigten und damit dazu beitrugen, die staatlichen Reformvorhaben des beginnenden 19. Jahrhunderts in die Praxis umzusetzen. Damit trugen sie auch zur Stabilität der neuen Gesellschafs- und Lebensform bei, die sich auf merkantilistisch-kapitalistische Grundsätze berief.[141]

---

[135] Kuhlmann, 1995, 38.
[136] ebenda, 45.
[137] ebenda, 37 und 44.
[138] Broman 2003, 91.
[139] ebenda, 92.
[140] Vgl. Rathmayr 2006, Teil I Kapitel III/2.
[141] Ambrosius 2001, 180.

1.12 Zusammenfassung

Im allgemeinen Teil wurde aufgezeigt, dass die Transformation des traditionellen Hospitals zum zeitgemäß modernen Krankenhaus zu Beginn des 19. Jahrhunderts in den zum Deutschen Bund zählenden Staaten und in einigen Nachbarländern eng mit den jeweils aktuellen gesellschaftspolitischen Veränderungen verknüpft war. Dieser Prozess wurde in besonderem Maße von der zeitgenössischen Reformpolitik und der Umgestaltung des Armen- und Gesundheitswesens beeinflusst. Dabei müssen sowohl regional unterschiedliche Gegebenheiten wie auch überregionale Entwicklungen berücksichtigt werden. So unterschied sich zum Beispiel die Situation in Berlin in der ersten Hälfte des 19. Jahrhunderts in vielen Punkten grundlegend von der in anderen vergleichbaren Städten. Dies hatte auch Auswirkungen auf die Entwicklung der Charité.

Als treibende Kraft bei dieser Entwicklung sind unter anderem die Landflucht und die rasante Zunahme der städtischen Armen am Ende des 18. Jahrhunderts anzusehen.[142] Im Rahmen dieser Entwicklungen wurden in der ersten Hälfte des 19. Jahrhunderts zahlreiche Gesetzte verabschiedet und Maßnahmen eingeleitet, die mit dem *Gesetz über die gewerblichen Unterstützungskassen* im Jahr 1854 ihren vorläufigen Abschluss fanden. All diese Gesetze förderten die Etablierung des Krankenhauses, dem als medizinische Behandlungseinrichtung für temporär Erkrankte eine wichtige Rolle bei der Umstrukturierung des Armen- und Gesundheitswesens zukam. Im Rahmen dieses Prozesses kam es zu einer Neubewertung der Begriffe *Armut*, *Arbeit* und *Krankheit*, deren Definition seit jeher von den zeitgenössischen kulturellen und gesellschaftspolitischen Rahmenbedingungen beeinflusst und bestimmt wurde. Die äußeren Bedingungen

---

[142] Vgl. Reidegeld 1996, 25 und 41. Für die rasante Entwicklung der Bevölkerungszahlen ab Mitte des 18. Jahrhunderts wurde auch der Begriff *demographische Revolution* verwendet.

definierten fortan nicht nur Gesundheit und Krankheit, sie gaben auch vor welche Strategien zu entwickeln waren um Krankheiten zu begegnen.

Diese Umstände müssen bekannt sein, wenn Krankheit und Gesundheit im zeitgenössischen Sinn bewerten werden sollen. Nur dann lassen sich auch die aktuellen Veränderungen des Gesundheitswesens historisch einordnen. Dazu wurden, für den Beginn und die Mitte des 19. Jahrhunderts, einige der wichtigsten Aspekte dieses fortwährenden Prozesses im Allgemeinen Teil dieser Arbeit erläutert.

SPEZIELLER TEIL

2 Die Rezeptionsbücher der Charité - Jahr 1854

2.1 Verwendungszweck

Die Mitte des 19. Jahrhunderts erhobenen Patientendaten sind denen, die heutzutage bei der stationären Aufnahme eines Patienten abgefragt werden, vergleichbar. Dokumentiert wurden Name und Vorname, Geburtsort, Alter, Religionszugehörigkeit, Wohnort vor und nach der Behandlung, Erwerbs- und Familienverhältnisse sowie das Entlassungs- beziehungsweise das Todesdatum.[143] Außerdem wurde bei jedem Patienten notiert, auf wessen Veranlassung die Einweisung erfolgte. Diese konnte zum Beispiel von Stadt-Ärzten, Armen-Ärzten, Armen-Kommissionen, Justizbehörden und Gewerke-Krankenkassen veranlasst werden oder auch auf eigene Meldung erfolgen. Zusätzlich wurde vermerkt, ob die Kostenerstattung für die Behandlung bereits bei der Aufnahme des Patienten geregelt war oder erst nach der Entlassung des Patienten in Rechnung gestellt und eingefordert werden musste.[144] Zur Berechnung der Kosten dienten die Verpflegungstage, deren Anzahl bei der Entlassung für jeden Patienten einzeln notiert und dem jeweiligen Kostenträger zugeordnet wurde. Die Rezeptionsbücher wurden dementsprechend außer zum Nachweis des stationären Aufenthalts auch auch für die Berechnung der Behandlungs- und Verpflegungstage und damit auch zur Kostenerstattung des stationären Aufenthaltes verwendet. Aus diesem

---

[143] Esse 1850, 538. Vgl. Huerkamp 1985, 141. In den Krankenhäusern des 19. Jahrhunderts war eine Aufnahmepraxis typisch, die soziale Merkmale des Patienten höher bewertete als die Angaben zur Schwere und Art der Krankheit (zum Beispiel die Frage, ob der Aufzunehmende allein stehend ist oder sich nicht selber versorgen kann).

[144] Schaal; Spree 2001, 364. Ähnlich gestaltete sich der Aufbau von Aufnahmebüchern vergleichbarer Krankenhäuser, so zum Beispiel die des Stuttgarter Katharinenhospitals. Gleiches gilt für Arbeiten über das Evangelische Krankenhaus in Düsseldorf. Vgl. Vögele; Woelk; Schürmann 2001, 406.

Grunde waren die Angaben zu Einweiser, Beruf und Familienverhältnissen von besonderer Bedeutung. Mit ihrer Hilfe konnte bei Auftreten von Unstimmigkeiten bezüglich der Kostenerstattung geklärt werden, wer für die Behandlungs- und Verpflegungskosten aufzukommen habe.

Besonders erwähnt werden muss, dass die Rezeptionsbücher für die ärztliche Dokumentation nicht genutzt wurden. Es verwundert daher nicht, dass die Rezeptionsbücher zu dieser Zeit nicht von einem Arzt sondern von einem Verwaltungsbeamten geführt wurden.[145]

2.2 Aufbau

In der Charité wurden für die Dokumentation der im Jahr 1854 aufgenommenen Patienten insgesamt vier Bände benötigt, je zwei Bände für jedes Geschlecht. Die Bände sind 40 cm hoch, 26 cm breit und 6 bis 7 cm dick. Der Einband besteht aus dickem Karton, der mit gewebtem, grau-braunem Leinen verstärkt wurde. Die einzelnen Bände wurden mit einem schwarzen Stempelaufdruck gekennzeichnet.

Die Registrierung der Patienten erfolgte anhand eines *numerus currens*. Da die dabei verwendeten Rezeptionsnummern auch für andere in der Charité gebräuchlichen Dokumentationsformate verwendet wurden lassen sich diese anhand der Rezeptionsnummer problemlos dem entsprechenden Patienten zuordnen.

Die bei der Aufnahme vergebene Rezeptionsnummer wurde in dem alphabetischen Namensregister, das sich am Ende jedes Bandes befindet,

---

[145] Esse 1850, 538. „Der Beamte des Büreaus prüft unter Beobachtung der im Vorstehenden aufgeführten Bestimmungen die Zulässigkeit der Aufnahme, und veranlaßt dieselbe demnächst in geeignet befundenen Fällen ohne weitere Rücksprache selbstständig; bei entstehenden Zweifeln aber hat er die Entscheidung des in der Anstalt wohnenden Verwaltungs-Direktors einzuholen. Er trägt alle zur Aufnahme gelangenden Kranken, nach den Geschlechtern getrennt, unter fortlaufender Nummer in ein Receptionsbuch, welche folgende Rubriken enthält: (...)".

neben dem Namen des Patienten notiert. Damit lassen sich die Daten des entsprechenden Patienten im Rezeptionsbuch problemlos auffinden.

Jede Buchseite ist in eine Kopfzeile und weitere zehn gleich hohe Zeilen unterteilt. Pro Patient wurde jeweils eine Zeile verwendet, die sich über eine Doppelseite erstreckt. Die gedruckte Kopfzeile ist in Rubriken aufgeteilt. Diese gaben vor, was in den darunter anschließenden Spalten notiert werden sollte.

Darunter befinden sich die für jeweils zehn Patienten vorgesehenen Zeilen, die mit der jeweiligen Rezeptionsnummer am linken Rand beginnen. In die unter den Rubriken sich anschließenden Spalten wurden die jeder Rubrik entsprechenden Daten eingetragen.

Am Ende jeder Zeile wurden die Verpflegungstage nach Kostenträgern getrennt notiert. Die so nach Kostenträgern geordneten Verpflegungstage aller zehn Patienten wurden am Seitenende für jeden Kostenträger einzeln addiert.

Die so erzielten Ergebnisse wurden am Ende jedes Bandes für jede Seite einzeln in eine Liste eingetragen und aufsummiert. Damit kann mit einem Blick die Anzahl aller Verpflegungstage nach Kostenträgern getrennt erfasst werden.

Die Ergebnisse des ersten Bandes wurden in den zweiten Band übertragen und mit denen des zweiten Bandes addiert, so dass am Ende des zweiten Bandes die nach Kostenträgern unterteilte Gesamtzahl der Verpflegungstage eingesehen werden konnte.

2.3 Beschreibung der einzelnen Rubriken

Rubrik I: Rezeptionsnummer

Der *numerus currens* wurde nach Geschlecht getrennt in jedem Jahr neu vergeben. Wenn im selben oder in einem früheren oder späteren Jahr eine weitere Aufnahme erfolgte, wurde die dabei verwendete Rezeptionsnummer bei gleichzeitiger Angabe des jeweiligen Jahres neben der für den aktuellen Aufenthalt vergebenen Rezeptionsnummer nachgetragen.

Rubrik II: Name der Patienten
Jeder Patient wurde mit Vor- und Nachnamen registriert.

Rubrik III: wurde recipiert
Diese Rubrik ist in insgesamt fünf Spalten aufgeteilt.

Spalte I: Aufnahmedatum
In dieser Spalte wurde das Aufnahmedatum vermerkt.

Spalte II: auf Veranlassung
In der Rubrik *auf Veranlassung* wurden die einweisenden Instanzen aufgeführt, zum Beispiel: Polizei-Präsidium, Polizei-Kommissar, Polizei-Arrest, Kriminalgericht, Direktion, Maschinenbau, Gewerke, Schutzmannschaft. Manche Angaben beziehen sich nicht auf den eigentlichen Einweiser oder die einweisende Instanz sondern geben nur einen Hinweis auf den Aufenthaltsort vor der stationären Aufnahme, so zum Beispiel: Arbeitshaus, Hospital, Stadt- oder Hausvogtei. Eine namentliche Nennung der Einweiser erfolgte lediglich dann, wenn die Einweisung von einem Armen- oder einem Stadt-Arzt veranlasst wurde.[146] In den meisten Fällen wurde dabei auch der Medizinalbezirk notiert. Neben den erwähnten vollständigen Bezeichnungen wurden für einige Einweiser Kürzel verwendet, zum Beispiel: *eig* für auf eigene Meldung,

---

[146] Der Armen-Arzt war im Auftrag der Kommune in der Armenkrankenpflege tätig. Der Stadtarzt hatte sich hingegen im Auftrag des Staates um die Belange der öffentlichen Gesundheitspflege und deren Angelegenheiten zu kümmern. Die Funktion entspricht dem heutigen Amtsarzt.

sta für eine Einweisung durch eine Stadt-Arzt, *ak* für eine Einweisung durch eine Armen-Kommission.[147]

Spalte III/IV: gegen / ohne Bezahlung

Hier wurden Angaben zur Bezahlung notiert. Die Spalte ist weiter unterteilt in *gegen Bezahlung* und *ohne Bezahlung*. Wenn die Aufnahme *gegen Bezahlung* erfolgte, wurde in der Regel der damals übliche Tagessatz von 8 ¾ Silbergroschen[148] eingetragen.[149]

Spalte V: Stationsangabe / Nummer

Diese Spalte ist mit *zur Station* überschrieben. Hier wurde notiert, welcher Abteilung der Patient zugeteilt wurde. Erfolgte während des stationären Aufenthaltes eine Verlegung auf eine andere Abteilung, wurde diese ebenfalls in dieser Spalte vermerkt. Zur Kennzeichnung der Abteilung wurden Kürzel verwendet, zum Beispiel: *a* für Äußerlich-Kranke,[150] *J* für Patienten der Inneren Abteilung, *P* für Venerisch-Kranke,[151] *G* für Gefangene, *m* für Gemüts-Kranke,[152] *grav* für Geburtshilfe, *aug* für Patienten der Augen-Abteilung.

---

[147] Vgl. Wendt 1995, 129. Die Armen-Kommissionen wurden im Zuge der Stein-Hardenbergschen Reformen zu Beginn des 19. Jahrhunderts von der preußischen Regierung gegründet. Sie sollten, neben anderen Aufgaben, die städtischen, kirchlichen und privaten Stiftungen der Armenunterstützung verwalten und koordinieren. Mitte des 19. Jahrhunderts gab es in Berlin über das gesamte Stadtgebiet verteilt 109 Armenkommissionen. Zu ihren Aufgaben gehörte neben der Bewilligung von freier Kur und Arznei auch die Ausfertigung von Armuts-Attesten, die zur Aufnahme der Armen Kranken in die Charité Voraussetzung waren.

[148] Silbergroschen (Abkürzung *Sgr.*) bezeichnet den in Preußen zwischen 1821 und 1873 geprägte Groschen, von dem 30 Stück à zwölf Pfennig auf einen Taler gesetzlich festgelegt wurden. Ein Taler war gleich viel wert wie 30 Silbergroschen oder 360 Pfennig.

[149] Die Angaben dieser Rubrik korrelieren nicht immer mit den Angaben, die in der Rubrik *Anzahl der Verpflegungstage* gemacht wurden.

[150] Bezeichnung für chirurgische Patienten.

[151] Meyer 2000, 86. *p* für Pavillion.

[152] Wollheim 1844, 207. *m* für Melancholie. Im ersten Stock der *Neuen Charité* befand sich die Station für Geisteskranke, die *Melancholie* genannt wurde. Ein weiterer Teil dieser Station war zudem im Parterre untergebracht. Der zweite Stock beherbergte die Station für Syphilis, der dritte Stock in der Mitte die Krätze-Station und auf den Flügeln die Gefangenen-Station. Die Station für Syphilis, deren Abteilung für Weibspersonen unter dem Namen *Pavillon* bekannt war, hatte dieselbe Zahl an Sälen und Zimmern wie die *Melancholie*.

Rubrik IV: Geburtsort

In der Kopfzeile dieser Rubrik steht *Geburtsort und Zeitpunkt der Entfernung aus demselben*. Entgegen dieser Vorgabe wurde in den Aufnahmebüchern jedoch ausschließlich der Geburtsort vermerkt.[153]

Rubrik V: Alter

In dieser Rubrik wurden das Geburtsdatum und das Alter der Patienten dokumentiert. Bei Säuglingen wurden die Lebensmonate notiert.

Rubrik VI: Religion

Die Religionszugehörigkeit wurde mit *e* oder *ev* für evangelisch, *kath* für katholisch und *jüd* für jüdisch verwendet. Ein Unterschied zwischen Lutheranern, Protestanten und Unierte wurde nicht gemacht.

Rubrik VII: Wohnort vor und nach der Entlassung

Die Rubrik mit Angaben zu den Wohnverhältnissen vor beziehungsweise nach der stationären Aufnahme ist in zwei Spalten unterteilt. In der ersten Spalte wurde die Wohnadresse des Patienten angegeben. Befand sich der Patient vor der stationären Aufnahme im Arbeitshaus oder in einem Gefängnis, zum Beispiel der Stadtvogtei, wurde anstelle der Wohnadresse der Name dieser Institution notiert. Wenn der Patient nicht in Berlin wohnte, wurde in den meisten Fällen der entsprechende Wohnort vermerkt. War dieser nicht bekannt, wurde häufig die Bezeichnung *fremd* eingefügt. Gelegentlich wurde mit einem Fragezeichen darauf hingewiesen, dass keine entsprechenden Angaben vorlagen.

In der zweiten Spalte, in der die Angaben zur Wohnung nach der Entlassung eingetragen wurden, findet sich nicht immer ein Eintrag. Häufig wurde in

---

[153] Das spricht dafür, dass das *Heimatprinzip* keine Bedeutung mehr hatte (s. vorausgehendes Kapitel).

dieser Spalte ein Häkchen gemacht als Hinweis darauf, dass sich an der Wohnsituation bei Entlassung aus dem Krankenhaus nichts geändert hatte. Ähnlich wurde verfahren, wenn der Patient nach der Behandlung in die Stadt- oder Hausvogtei zurückverlegt wurde.

Rubrik VIII: Erwerbs- und Familienverhältnisse
In dieser Rubrik wurden zunächst die Angaben zum Erwerb dokumentiert, wobei meist der Beruf angegeben oder auf die weitere berufliche Qualifikation hingewiesen wurde, zum Beispiel: Lehrling, Gesellen, Meister. Bei den Frauen und Kindern wurde anstelle eines eigenen Berufs oft der Beruf des Ehemanns beziehungsweise des Vaters aufgeführt.
Es folgten die Familienverhältnisse. Dabei wurden verschiedene Angaben gemacht, zum Beispiel: Mutter, Vater, Eltern, Anzahl der Geschwister, Anzahl der Kinder. Während die Angaben zu den Erwerbsverhältnissen nahezu komplett vorliegen, trifft dies auf die Angaben zu den Familienverhältnissen nicht zu.

Rubrik IX: Zimmernummer
In dieser Rubrik konnte die Nummer des Patientenzimmers vermerkt werden. Eine Eintragung erfolgte allerdings eher selten.

Rubrik X: Schwangerschaftsverhältnis
Bei den Frauen schließt sich eine Rubrik an, die mit *Schwangerschaftsverhältnis* überschrieben ist. Hier wurde die Geburt eines in der Charité geboren Kindes unter Nennung des Geburtsdatums, des Geschlechts und die Uhrzeit der Geburt vermerkt. Wenn es sich um eine Totgeburt handelte, wurde dies in den meisten Fällen ebenfalls an gleicher Stelle dokumentiert.

Rubrik XI: Abgang durch Entlassung / Tod

Diese Rubrik ist in zwei Spalten unterteilt. In der ersten Spalte wurde das Datum der Entlassung vermerkt. Wurde ein Kind in der Charité geboren erfolgte in dieser Spalte ein Vermerk anhand dessen ersichtlich war, ob die Entlassung mit oder ohne Mutter erfolgte.

Die zweite Spalte war den während des stationären Aufenthaltes Verstorbenen vorbehalten. In diesem Fall wurde das Sterbedatum eingetragen.

Rubrik XII: Anzahl der Verpflegungstage

Die Rubrik gliedert sich in mehrere Spalten. Dabei wurde zunächst eine Unterteilung in zwei große Gruppen vorgenommen. Während in der ersten Gruppe die Anzahl der Verpflegungstage *gegen Bezahlung* notiert wurde, vermerkten die Beamten in der anderen Gruppe die Verpflegungstage *ohne Bezahlung*. Die Kosten dieser Behandlungs- und Verpflegungstage wurden von der Charité in der Regel nachträglich in Rechnung gestellt, zu einem großen Anteil der Berliner Kommune.

Beide Gruppen wurden entsprechend des Wohnorts der Patienten weiter unterteilt in *Berliner, Potsdamer* und *Auswärtige*. Zusätzlich ist die für Berliner vorgesehene Spalte in zwei weitere Spalten untergliedert, wobei in der ersten Spalte die Anzahl der Verpflegungstage notiert wurde, die *auf Rechnung Berliner Kommune* gingen. In der zweiten Spalte wurden jene Verpflegungstage notiert, die *nicht auf Kosten Berliner Kommune* gingen.[154]

Rubrik XIII: Bemerkungen

In einer letzten Spalte finden sich nur vereinzelt Eintragungen, zum Beispiel wenn der Patient *entlaufen war* oder als *ungeheilt* entlassen wurde.

---

[154] Das heißt nicht, dass diese Patienten die Kosten der Behandlung und Verpflegung selbst getragen haben. Stattdessen wurden die Kosten mehrheitlich von Versicherungen (zum Beispiel: Gewerke-Kassen) übernommen.

2.4 Transkription der Originaldaten

Mit Ausnahme der Namen der Patienten, deren Geburts- und Wohnorte[155] wurden alle in den Rezeptionsbüchern erwähnten Angaben vollständig transkripiert und in eine exel-Datenbank eingegeben. Auf diese Weise wurden fast 200.000 Einzeldaten erfasst.

---

[155] Deren Auswertung war nicht vorgesehen.

3 Aufnahme- und Entlassungsmodalitäten - Charité 1854

3.1 Aufnahmeverfahren

Speziell für das Jahr 1854 liegen keine Beschreibungen zur Organisation der Aufnahme vor. Die zeitnächste Beschreibung der Aufnahmemodalitäten wurde von Carl-Heinrich Esse, dem ersten Verwaltungsdirektor der Charité, verfasst.[156] Seinen Angaben zufolge meldeten sich alle Patienten zuerst im Aufnahmebüro, das sich in unmittelbarer Nähe des Haupteingangs zur *Alten Charité* befand. Wenn sich die Kranken aufgrund ihres Krankheitszustandes nicht selbst melden konnten übernahm ein Begleiter diese Aufgabe. Der Aufnahmebeamte prüfte die Zulässigkeit der stationären Aufnahme und holte bei Zweifeln die Entscheidung des in der Anstalt wohnenden Verwaltungsdirektors ein. Ein Arzt wurde nur hinzugezogen, wenn die ärztliche Untersuchung für dringlich geboten erschien.[157] Grundlage dieser Prüfung waren die nachfolgend unter 3.3 genannten Aufnahmebedingungen, die sich zu großen Anteilen auf die *Allerhöchste Kabinettsorder vom 6. Juni 1835,* zurückführen lassen. Sie blieben mit Ausnahme weniger Änderungen[158] über viele Jahre für die Aufnahme in die Charité verbindlich.

Eine Beschreibung des alltäglichen Ablaufs auf den verschiedenen Abteilungen, einschließlich der mehrmals am Tage stattfindenden Visiten, ist nicht Thema der vorliegenden Arbeit und wird in anderen Arbeiten ausführlich beschreiben.[159] Im Blickpunkt dieser Arbeit stehen vielmehr die unterschiedlichen Zugangswege der Patienten und die Kostenübernahme der Behandlungs- und Verpflegungstage.

---

[156] Esse 1850, 524 ff.
[157] Esse 1850, 540. Nach seiner Anweisung wurde das ärztliche Element aus der Aufnahmeprozedur gedrängt. Als Argument führte er an, dass die Bestimmung der Krankenabteilung auch für einen Nichtarzt keine Schwierigkeiten darbietet.
[158] Wagner 2001, 57. So wurden zum Beispiel die Kosten, die zur Versorgung der Schwangeren notwendig waren, seit 1850 der Kommune vom ersten Tag an in Rechnung gestellt. Zuvor wurden die Schwangeren in den ersten 40 Tagen unentgeltlich versorgt.
[159] Esse 1850, 550 ff.

3.2 Zugangswege

Für zahlende Patienten gestaltete sich die Aufnahme in die Charité Mitte des 19. Jahrhunderts deutlich einfacher als zu Beginn des Jahrhunderts.[160] Krankenversicherte Handwerker meldeten sich direkt im Aufnahmebüro der Charité und wurden nach Vorlage ihrer Mitgliedsbescheinigung in der Regel direkt aufgenommen.[161] Patienten, die über die kommunale Armenfürsorge eingewiesen wurden, fanden hingegen nicht so einfach Aufnahme. Sie benötigten zur Aufnahme eine von der Armen-Kommission oder dem Armen-Arzt ausgestellte Bescheinigung,[162] die aber oft schwer zu erhalten war, da die Kommune bestrebt war, die armen Kranken ambulant zu versorgen um Kosten für eine Behandlung in der Charité zu sparen.[163]

Neben den erwähnten Zugangswegen und einer Einweisung über die Justizbehörden, zum Beispiel über das Polizei-Präsidium, bestand auch die Möglichkeit *auf eigene Meldung* hin aufgenommen zu werden, das heißt ohne Einweisung durch eine entsprechende Instanz.

3.3 Aufnahmebestimmungen[164]

Verunglückte Personen oder Kranke, deren Krankheit lebensgefährlich war, wurden ohne vorherige Bezahlung aufgenommen. Kranke, deren Leiden für den Unterricht besonders lehrreich erschien, konnten auf Antrag des betreffenden klinischen Lehrers und nach einer Genehmigung durch die Charité-Direktion zunächst ebenfalls ohne Bezahlung aufgenommen werden. Laut den Aufnahmebedingungen wurden aufgenommen:[165]

---

[160] Hess 2000 a, 183.
[161] Hess 2000 a. Esse 1850, 531.
[162] Münch 1995,169.
[163] ebenda 1995, 168.
[164] Esse 1850, 525 ff.
[165] ebenda, 525 ff.

1) Selbst zahlende Patienten, wenn vor deren Aufnahme festgestellt worden war, dass sie zur Heilpflege geeignet waren und der entsprechende Kostensatz entrichtet wurde.

2) Arme-Kranke, die auf Kosten der Kommune verpflegt wurden. Sie wurden aufgenommen, wenn sie eine von der Armen-Kommission ihres Reviers ausgestellte Bescheinigung vorlegten, aus der hervorging, dass die Aufnahme auf Verlangen der Armenbehörde erfolgen sollte. Die Bescheinigung musste von einem Armen-Arzt und dem Vorsteher der Kommission ausgestellt worden sein. Diese Bescheinigung erhielten nicht nur Personen, die bereits die öffentliche Armenpflege in Anspruch nahmen, sondern auch alle augenblicklich nicht zahlungsfähigen Kranken sowie alle Dienstboten, für die die Dienstherrschaft gesetzlich nicht zur Sorge verpflichtet war.

3) Dienstboten, für die die Brotherrschaften aufzukommen hatten.

4) Kranke aus den städtischen Hospitälern und dem Arbeitshaus. In beiden Fällen wurde die zuvor erwähnte Bescheinigung der Armenverwaltung durch einen ärztlichen Antrag ersetzt.

5) Patienten, die von den Polizei- und Justizbehörden zur Charité geschickt wurden. Häufig handelte es sich hierbei um Personen, die sich nur kurzfristig im Polizei-Arrest befanden.

6) Gefangene, die in den Berliner Gefängnissen erkrankten und zur Charité gebracht wurden. Die kranken Gefangenen wurden auf Bescheinigung und für Rechnung der entsprechenden Behörde aufgenommen. Es wurden die üblichen Kosten berechnet. Hiervon ausgenommen waren die kranken Kriminal-Gefangenen. Für sie wurde ein geringerer Kostensatz von sechs Silbergroschen berechnet.

7) Kranke mit ansteckenden Krankheiten, überwiegend Syphilitische und Krätze-Kranke, die durch die Polizei aus sanitätspolizeilichen Gründen eingewiesen wurden.

8) Handwerksgesellen oder Fabrikarbeiter, für die die entsprechende Gewerke-Kasse bezahlte. Kranke Handwerksgesellen mussten eine schriftliche Bescheinigung vom Vorstand des entsprechenden Gewerke-Verbandes erbringen, aus der hervorging, dass die Kosten für den gesamten stationären Aufenthalt aus der Gewerke-Kasse bezahlt wurden. Eine Vorauszahlung war in diesem Falle nicht erforderlich. Die Abrechnung erfolgte monatlich oder vierteljährlich mit der betreffenden Gewerke-Kasse. Wenn ein kranker Geselle die erforderlichen Bescheinigungen nicht erbringen konnte, musste die Armenkasse die Kosten übernehmen.

9) Arme, die die Charité auf eigene Kosten verpflegte.

10) Gemüts-Kranke, die ein Gutachten über das Vorhandensein einer Geisteskrankheit und die Wahrscheinlichkeit ihrer Heilung vorweisen konnten. Zahlungsfähige Gemüts-Kranke hatten den regulären Kostensatz zu bezahlen. Waren sie dazu nicht in der Lage, erfolgte die Aufnahme auf Rechnung der Charité.

Der für einen Erwachsenen übliche Kostensatz betrug pro Tag 8 ¾ Silbergroschen. Sowohl der Aufnahme- als auch der Entlassungstag wurden voll berechnet. In diesem Kostensatz war alles inbegriffen, was zur Heilung und Pflege gehörte. Hierzu zählten neben der ärztlichen Behandlung und Arznei auch die Beköstigung und die Kranken-Kleidung.

In der Kabinettsorder von 1835 wurde darauf hingewiesen, dass eine unverhältnismäßige Anzahl ungeeigneter Kranker die Erfüllung der Aufgabe als medizinische Unterrichts- und Bildungsanstalt behindern würde. Von der Aufnahme ausgeschlossen waren:

1) Unheilbare Kranke, da sich die Charité nicht als Aufbewahrungs-Anstalt sondern als Heilanstalt verstand. Ausnahmen wurden gemacht, wenn der Zustand der unheilbar Kranken gemeingefährlich war oder sie anderweitig nicht untergebracht werden konnten. Weitere Ausnahmen wurden gemacht,

wenn die unheilbare Erkrankung gelindert werden konnte oder die Kranken für den Unterricht herangezogen werden sollten.

2) Kinder unter einem Jahr, weil eine sachgemäße Pflege unter damaligen Verhältnissen nicht möglich war. Kinder von kranken Müttern wurden nur dann aufgenommen, wenn dies der betreffende Arzt aus medizinischen Gründen beantragt hatte.

3.4 Praktische Aufnahme-Prozedur [166]

Nachdem die Aufnahme bewilligt worden war, stellten die Beamten des Aufnahmebüros jedem Kranken einen Begleitschein aus, auf dem die Rezeptionsnummer, die zuständige Kranken-Abteilung, der Name des Kranken, sein Alter, Geburtsort und Religion vermerkt waren. Dieser Begleitschein diente während des gesamten stationären Aufenthaltes zum einem als Legitimation, zum anderen zur Erstellung der Kranken-Listen und der Kranken-Journale.

Vom Aufnahmebüro aus wurden die Kranken von einem Krankenträger zur Aufnahmestube der zuvor festgelegten Krankenabteilung gebracht. Dort wurden die Patienten unverzüglich von dem zuständigen Arzt untersucht und einem Krankenzimmer zugewiesen.

In das Kranken-Journal wurden, neben den persönlichen Verhältnissen, auch Angaben zur medizinischen Vorgeschichte, der Aufnahmebefund und der Krankheitsverlauf eingetragen. In die Kurzettel, die an der Kopftafel über jedem Bett befestigt waren, wurden alle für den Kranken gemachten Verordnungen eingetragen. Somit hatte der behandelnde Arzt stets eine zuverlässige Übersicht von den bisher gemachten Verordnungen. Die Kranken-Journale und Kurzettel wurden von den Charité-Chirurgen unter Kontrolle der Assistenzärzte und der dirigierenden Ärzte geführt.

---

[166] Esse 1850, 540 ff.

Zu den Aufnahmemodalitäten gehörte auch die Regelung zum Umgang mit Privatkleidern und den mitgebrachten Geldbeträgen des Kranken. Kein Kranker durfte seine eigenen Kleidungsstücke, Geld oder Kostbarkeiten während des Aufenthaltes behalten. Damit sollte dem Diebstahl vorgebeugt und verhindert werden, dass sich der Kranke unerlaubte Genussmittel kaufte. Der Kranke erhielt nach der Aufnahme saubere Hauskleidung. Vor dem Einkleiden wurde jedem Kranken, wenn es dessen Gesundheitszustand erlaubte, ein Reinigungsbad ermöglicht. Die Privatkleidungsstücke der Kranken wurden von den Wärtern unter Kontrolle des Hausvaters in ein besonderes Verzeichnis eingetragen, in dem auch die mitgebrachten Gelder und Wertgegenstände, zum Beispiel Uhren, vermerkt und durch Unterschrift des Patienten bestätigt wurden. Die Privatkleider der Kranken wurden gereinigt und im Anschluss in einer für jede Kranken-Abteilung gesondert eingerichteten Kleiderkammer bis zur Entlassung aufbewahrt.

3.5 Entlassungsmodalitäten

Im Gegensatz zu den Aufnahmemodalitäten liegen zu den Entlassungsmodalitäten nur wenige Ausführungen vor. Für die Einhaltung der Entlassungsformalitäten waren die Charité-Chirurgen verantwortlich. Die entsprechenden Kranken-Journale und Kurzettel wurden nach der Entlassung des Kranken an die Registratur weitergegeben und dort auf ihre Vollständigkeit und Richtigkeit überprüft.

4 Die Klientel der Charité im Jahr 1854

Im Mittelpunkt der nachfolgenden Untersuchungen stehen die in der Charité im Jahr 1854 stationär behandelten Patienten. Zunächst werden neben Angaben zu Alter und Geschlecht die Angaben zum Erwerb und zum Familienstand untersucht. Auf diese Weise lässt sich klären, welche Patienten die Charité Mitte des 19. Jahrhunderts hauptsächlich frequentierten.

4.1 Anzahl der Patienten / Geschlechter- und Altersrelation

In die Charité wurden im Jahr 1854 insgesamt 9.404 Patienten zur stationären Behandlung aufgenommen. Davon waren 4.206 Personen weiblichen Geschlechts und 5.198 Personen männlichen Geschlechts, jeweils inklusive der aufgenommenen Mädchen beziehungsweise Knaben. Dabei wurde die Zahl der Aufnahmen von den Aufnahmebeamten mit der Anzahl der aufgenommenen Einzelpersonen gleichgesetzt, obwohl die Zahlen nicht identisch sind, denn einige Patienten suchten die Charité mehrmals innerhalb eines Jahres auf.[167]

Tabelle 4.1
Anzahl der aufgenommenen Patienten

Gesamt	Frauen	Männer
9.404	4.206	5.198

Sieben Patienten wurden von der Auswertung ausgeschlossen, da sie entweder bereits *tot eingebracht* oder gleich nach der Aufnahme *wieder entlassen* wurden.

Tabelle 4.2
Korrigierte Anzahl der aufgenommenen Patienten absolut / relativ (in Prozent)

	Gesamt	Frauen	Männer
absolut	9.397	4.202	5.195
relativ	100	44,72	55,28

---

[167] Eine Patientin wurde zum Beispiel im Jahre 1854 insgesamt sechsmal aus der Hausvogtei in die Charité eingewiesen (fünfmal auf die Abteilung für Geschlechtskranke und einmal auf die Abteilung für Gefangene).

Anhand der Tabelle ist ersichtlich, dass sich an der Charité zur Mitte des 19. Jahrhunderts unter den Patienten mehr Männer als Frauen befanden. Dieses Ergebnis fügt sich zunächst nahtlos in die bereits für andere Krankenanstalten vorliegenden Untersuchungen ein.[168] Bei näherer Betrachtung fällt jedoch auf, dass der Anteil der Frauen mit fast 45 Prozent im Vergleich zu den Ergebnissen anderer Krankenanstalten relativ hoch ist. Dies ist zum einen auf den hohen Anteil weiblicher Patienten zurückzuführen, die zu einem Großteil von den Ordnungsbehörden eingewiesen und auf die Abteilung für Venerisch-Kranke aufgenommen wurden. Als rechtliche Grundlage hierfür diente unter anderem das preußische Sanitätsregulativ von 1835.[169]

Zum anderen kommt der hohe Frauenanteil unter den Patienten dadurch zustande, dass 14 Prozent aller Frauen auf die Gebärabteilung aufgenommen wurden. Wird die Anzahl der auf die Gebärabteilung aufgenommenen Patientinnen vom Gesamtklientel abgezogen, verschiebt sich die Relation Frauen zu Männer (41 zu 59 Prozent).[170]

Tabelle 4.3
Anzahl aufgenommener Patienten: ohne die zur Gebärabteilung aufgenommen 586 Patientinnen.

	Gesamt	Frauen	Männer
absolut	8.811	3.616	5.195
relativ	100	41,04	58,96

---

[168] Schaal; Spree 2001, 344. Im Jahr 1853/54 betrug der Anteil der Frauen 46 Prozent (an der Gesamtzahl aller Patienten, die auf die Innere Abteilung aufgenommen wurden). Vgl. Leidinger 2000, 82.

[169] Labisch 1996, 269. Aufgrund mehrerer Cholera-Epidemien in den 1830er Jahren wurde der Staat auf dem Gebiet der öffentlichen gesundheitlichen Gefahrenabwehr gesetzgebend tätig. Das preußische Sanitätsregulativ aus dem Jahre 1835 regelte präventive Maßnahmen, die bei massenhaften epidemischen Krankheiten zu ergreifen waren. Darin wurden nicht nur Maßnahmen bei akut auftretenden und nur für einen relativ kurzen Zeitraum anhaltenden Epidemien (zum Beispiel Cholera) erwähnt, sondern auch Vorgaben für chronisch Infizierte, wie zum Beispiel an Syphilis oder Krätze Erkrankte. Dabei wurde mit den Prostituierten auch der Personenkreis erwähnt, der besonders betroffen war.

[170] Von den 9.397 Patienten wurden 586 Frauen, die auf die Gebärabteilung aufgenommen wurden, abgezogen.

4.2 Aufnahmetage / Aufnahmemonate

Im Jahresdurchschnitt wurden in der jeweils ersten Wochenhälfte etwas mehr Patienten als in der zweiten Hälfte aufgenommen. Dies erklärt sich dadurch, dass an den Sonntagen nur halb so viel Patienten als an den anderen Tagen aufgenommen wurden. Dabei unterscheiden sich die einweisenden Instanzen an Werk- und Sonntagen nicht.

Tabelle 4.4
Anzahl der aufgenommenen Patienten pro Tag (Jahresdurchschnitt)

Tag	Mo	Di	Mi	Do	Fr	Sa	So
Anzahl	1.513	1.591	1.484	1.369	1.380	1.271	789

Für die Aufnahmemonate ergibt sich folgendes Bild:

Tabelle 4.5
Anzahl der aufgenommen Patienten pro Monat (1854)

Monat	Jan	Feb	Mär	Apr	Mai	Jun	Jul	Aug	Sep	Okt	Nov	Dez
Anzahl	1.002	867	848	785	866	731	722	729	757	646	775	669

Eine deutliche saisonale Schwankung lässt sich nicht erkennen. Lediglich der Monat Januar zeigt eine etwas erhöhte Aufnahmefrequenz.

4.3 Entlassungstage / Entlassungsmonate

Bei der Analyse und Darstellung der Entlassungstage beziehungsweise der Entlassungsmonate muss berücksichtigt werden, dass manche Patienten bereits 1853 aufgenommen, aber erst 1854 entlassen wurden (sogenannte *Überlieger*). Nähere Angaben zu einzelnen Patienten dieser Klientel liegen in den Aufnahmebüchern des Jahres 1854 nicht vor, so dass sich die nachfolgenden Ergebnisse nur auf die 1854 aufgenommenen Patienten beziehen.

Tabelle 4.6
Anzahl der entlassenen Patienten pro Tag (1854)

Tag	Mo	Di	Mi	Do	Fr	Sa	So
Anzahl	2.015	1.281	1.043	1.346	1.124	1.419	52

Es ist deutlich erkennbar, dass an Sonntagen nur sehr wenige Entlassungen stattfanden, während zu Wochenanfang überproportional viele Patienten entlassen wurden.

4.4 Alter der Patienten

Das durchschnittliche Alter der Patienten betrug 29,6 Jahre.[171] Eine geschlechtsspezifische Betrachtung zeigt, dass das durchschnittliche Alter der Frauen mit 27,3 Jahren niedriger ist, als das Durchschnittsalter der Männer, das bei 31,4 Jahren liegt. Kinder, die jünger als ein Jahr waren, wurden in dieser Berechnung nicht mitgezählt.

Tabelle 4.7
Durchschnittliches Alter der Patienten: nach Geschlechtern getrennt

	Gesamt (n=9.265)	Männer (n=5.127)	Frauen (n=4.138)
arithmetischer Mittelwert	29,58	31,42	27,31

Bei 79 Patienten lagen keine Angaben vor. 53 Kinder, die jünger als ein Jahr waren, wurden nicht mitgezählt.

Zur Beantwortung der Frage, welche Altersgruppe in der Krankenhauspopulation am häufigsten vertreten war, muss die Altersverteilung der Patienten untersucht werden. In Anlehnung an Einteilungen in vergleichbaren Arbeiten wurde eine Einteilung in 15-Jahres Intervalle gewählt.

Tabelle 4.8
Altersverteilung der Patienten: 15-Jahres Intervall

	< 15	15-30	31-45	45-60	61-75	> 75	Summe
absolut	501	5.250	2.078	1.080	309	47	9.265
relativ	5,41	56,67	22,43	11,66	3,33	0,51	100,01

Bei 79 Patienten lagen keine Angaben vor. 53 Kinder, die jünger als ein Jahr waren, wurden nicht mitgezählt.

Es ist deutlich zu erkennen, dass die Altersgruppe der 15 bis 29-jährigen mit fast 57 Prozent aller Patienten den größten Anteil der Charité-Klientel stellt. Ähnliche Relationen zur zeitgenössischen Altersverteilung finden sich in

---

[171] Im Folgenden wird immer der arithmetische Mittelwert genannt. Nur in Ausnahmefällen, zum Beispiel bei Hinweis auf sogenannte *Ausreißer*, wird zusätzlich der Median erwähnt.

vergleichbaren Arbeiten.[172] Damit bestätigt sich auch für die Charité, dass junge Erwachsene die Krankenhauspopulation dominierten und die Krankenhausklientel von einer Altersgruppe bestimmt wurde, die lebenszyklisch mit Ausnahme des Geburtsrisikos bei den Frauen, in wesentlich geringerem Maße vom Krankheits- und Sterberisiko betroffen war als beispielsweise Säuglinge, Kleinkinder und alte Menschen.

Tabelle 4.9
Altersverteilung der Patienten: nach Geschlechtern getrennt - absolut

Alter	< 15	15-29	30-44	45-59	60-74	> 75	Summe
Gesamt	501	5.250	2.078	1.080	309	47	9.265
Frauen	217	2.754	726	283	125	33	4.138
Männer	284	2.496	1.352	797	184	14	5.127

Bei 79 Patienten lagen keine Angaben vor. 53 Kinder, die jünger als ein Jahr waren, wurden nicht mitgezählt.

Die geschlechtsspezifische Altersverteilung ist in Tabelle 4.9 dargestellt. Zur Verdeutlichung werden in der folgenden Tabelle die relativen Proportionen genannt:

Tabelle 4.10
Altersverteilung der Patienten: nach Geschlechtern getrennt - relativ (in Prozent)

Alter	< 15	15-29	30-44	45-59	60-74	> 75	Summe
Gesamt	5,41	56,67	22,43	11,66	3,33	0,51	100,01
Frauen	5,20	66,55	17,55	6,84	3,02	0,80	99,98
Männer	5,54	48,68	26,37	15,55	3,59	0,64	100,37

Bei 79 Patienten lagen keine Angaben vor. 53 Kinder, die jünger als ein Jahr waren, wurden nicht mitgezählt. Durch Ab- und Aufrundung ergeben sich nicht immer 100 Prozent.

Die Frage, warum in der Altersgruppe der 15 bis 29-Jährigen die Frauen gegenüber den Männern stärker vertreten sind, lässt sich unter anderem mit dem hohen Anteil der Frauen, die von den Ordnungsbehörden eingewiesen wurden, beantworten.[173]

---

[172] Leidinger 2000, 83. Schaal; Spree 2001, 344.
[173] Der Anteil (in der Altersgruppe der 15 bis 29-Jährigen) der von den Ordnungsbehörden eingewiesenen Patientinnen liegt bei knapp über 40 Prozent, während er bei den Männern bei etwas über 20 Prozent liegt.

Die Frage, warum die jungen Erwachsenen die Krankenhauspopulation bestimmten, wird in den nachfolgenden Kapiteln erörtert.

4.5 Kinder unter 15 Jahren

Wird die Altersgruppe der Kinder untersucht, zeigt sich keine Auffälligkeit in Bezug auf einen speziellen Jahrgang. Dies trifft auch dann zu, wenn die Ergebnisse geschlechtsspezifisch interpretiert werden.

Tabelle 4.11
Altersverteilung der Patienten unter 15 Jahren (n=554)

Alter	<1	1	2	3	4	5	6	7	8	9	10	11	12	13	14
Gesamt	53	64	64	40	33	20	15	29	26	30	27	34	38	25	56

Interessant ist die Frage, ob Kinder mit oder ohne Mutter beziehungsweise Vater stationär aufgenommen wurden und wie viele der Kinder Geschwisterpaare waren. Die Fragen lassen sich anhand der Angaben in den Rezeptionsbüchern beantworten. Bei 217 Mädchen, die jünger als 15 Jahre waren, wurde in 39 Fällen die Mutter mit aufgenommen. Dies entspricht etwas mehr als einem Fünftel der insgesamt aufgenommenen Mädchen unter 15 Jahren. Bei 21 dieser Patienten handelt es sich um Säuglinge, sieben Mädchen waren ein Jahr alt. Bei den Knaben wurde nur in einem Falle der Vater mit aufgenommen. Anhand dieser Zahlen zeigt sich, dass, abgesehen von den Fällen in denen die kranke Mutter mit ihrem Säugling aufgenommen wurde, die Kinder überwiegend ohne Eltern stationär behandelt wurden.

Die Ergebnisse weisen weiterhin darauf hin, dass Kinder der Charité eher fern blieben, obwohl bereits Mitte des 19. Jahrhunderts eine Abteilung für kranke Kinder bestand. Dies gilt in besonderem Maße für Kinder unter einem Jahr, die entsprechend den Aufnahmebedingungen wenn möglich nicht aufgenommen werden sollten.

4.6 Zusammenfassung

Im Jahr 1854 wurden insgesamt 9.404 Patienten zur stationären Versorgung in die Charité aufgenommen. In etwas über 55 Prozent handelte es sich um Männer. Der Anteil der Frauen liegt bei fast 45 Prozent. Dieser im Vergleich zu anderen Krankenhäusern hohe Frauenanteil lässt sich einerseits auf die große Anzahl von Frauen zurückführen, die über die Ordnungsbehörden eingewiesen wurden,[174] andererseits auf die Frauen, die zur Geburt ihres Kindes die Charité aufsuchten. Wenn die Anzahl der auf die Gebärabteilung aufgenommenen Patientinnen von der Gesamtklientel abgezogen wird, verschiebt sich die Relation Frauen zu Männer auf 41 Prozent zu 59 Prozent.

Das durchschnittliche Alter aller Patienten liegt bei knapp unter 30 Jahren, wobei die Frauen im Durchschnitt vier Jahre jünger als die Männer waren (Frauen: 27,3 Jahre, Männer: 31,4 Jahre). Wird die Altersverteilung in 15-Jahres-Intervallen bewertet, zeigt sich, dass die Altersgruppe der 15 bis 29-Jährigen mit fast 57 Prozent am stärksten vertreten ist. Damit wird deutlich, dass an der Charité Mitte des 19. Jahrhunderts überwiegend jüngere Erwachsene behandelt wurden während der Anteil der Alten und Gebrechlichen geringer war.

Diese, im Vergleich zum Hospital des 18. Jahrhunderts, veränderte Zusammensetzung der Patienten weist auf den bereits vollzogenen Strukturwandel vom Hospital zum Krankenhaus hin und hängt, neben der demographischen Altersverteilung der Berliner Bevölkerung, auch mit der Einführung einer Krankenversicherung zusammen, die in Arbeit stehenden und damit jungen Patienten den Weg ins Krankenhaus ebnete.

---

[174] Hierzu dürften unter anderem auch die regelmäßigen Bordellkontrollen beigetragen haben.

5 Sozial- und Erwerbsstruktur der Charité-Patienten im Vergleich zur Berliner Bevölkerung Mitte des 19. Jahrhunderts

Zum besseren Verständnis müssen zuerst die Sozial- und Erwerbsverhältnisse, wie sie in Berlin zur Mitte des 19. Jahrhunderts bestanden, erwähnt werden, denn daran zeigt sich, dass eine ausführliche Differenzierung und eindeutige Zuordnung der in den Rezeptionsbüchern vermerkten Angaben zur Erwerbs- und Familienstruktur nur eingeschränkt möglich ist. Dies ist nur zum Teil auf die sehr allgemein gehaltenen Angaben der Rezeptionsbücher zurückzuführen. Bedeutsamer sind dabei die rasanten Veränderungen im Sozial- und Erwerbsleben, die eine eindeutige Zuordnung zu einem bestimmten Berufszweig oftmals nicht zulassen. So kann zum Beispiel ein Patient, der als Beruf *Tischler* angab, noch in einem zünftig orientierten Meisterbetrieb gearbeitet haben, andererseits besteht aber auch die Möglichkeit, dass er außerhalb der Zunft in einer Manufaktur oder Fabrik arbeitete. Noch schwieriger gestaltet sich eine Klassifizierung der Erwerbsangaben bei jenen Patienten, die als Beruf *Arbeitsmann* oder *Handarbeiterin* angaben. Beide Begriffe subsumieren eine Vielzahl verschiedener Tätigkeiten in unterschiedlichen und oft wechselnden Berufszweigen.

In diesem Zusammenhang muss auch auf das rasche Anwachsen der Berliner Bevölkerung in der ersten Hälfte des 19. Jahrhunderts hingewiesen werden. Die Gesamtbevölkerung der Stadt, die im Jahr 1800 noch deutlich unter 200.000 Einwohnern lag,[175] wuchs bis zur Mitte des 19. Jahrhunderts auf

---

[175] Hachtmann 1997, 69. Nach den amtlichen Erhebungen zählte Berlin im Jahre 1800 insgesamt 172.122 Einwohner (einschließlich Militärpersonen).

über 400.000 an.[176] Damit hatte sich die Einwohnerzahl innerhalb eines halben Jahrhunderts mehr als verdoppelt,[177] womit Alt-Berlin[178] in der Mitte des 19. Jahrhunderts zu den größten und am dichtesten besiedelten Metropolen Europas zählte.[179]

Der zur damaligen Zeit rasante Bevölkerungszuwachs Berlins ist allerdings nur zu einem geringen Teil auf eine erhöhte innerstädtische Geburtenrate zurückführen. Weitaus bedeutender war der Zuzug, mehrheitlich aus den preußischen Provinzen, allen voran Brandenburg.[180] Da es sich hierbei überwiegend um unqualifizierte Arbeitskräfte handelte,[181] vergrößerte sich der Anteil dieser Bevölkerungsschicht überproportional stark,[182] so dass Berlin in der ersten Hälfte des 19. Jahrhunderts „als ein Magnet, der die Armut anzieht"[183] bezeichnet wurde.

Bei der Frage nach den Gründen des raschen Bevölkerungswachstums muss unter anderem das *Oktoberedikt von 1807*[184] erwähnt werden, in dem neben der Befreiung der Bauern von der Erbuntertänigkeit[185] und einer freien

---

[176] ebenda. Im Revolutionsjahr 1848 wurden 410 740 Einwohner gezählt (einschließlich Militärpersonen). Müller 1856, 6. Im Jahr 1854 betrug die Berliner Bevölkerung 436.092 Einwohner. Vgl. Nipperdey 1998, 113.
[177] Mieck 1987, 480. Danach lag Berlin beim Bevölkerungswachstum nach London, Paris und St. Petersburg auf dem vierten Platz der europäischen Metropolen.
[178] Als Alt-Berlin wird heute das Gebiet der historischen Stadt Berlin bezeichnet, die im Spätmittelalter mit der benachbarten Stadt Cölln zu einer Doppelstadt zusammenwuchs. Aus der Doppelstadt Berlin-Cölln entwickelte sich das heutige Berlin.
[179] Mieck 1987, 503. Im Jahr 1840 lebten auf einem Magdeburger Morgen (2553 Quadratmeter) insgesamt 58 Menschen (mehr waren es mit 75 Menschen nur in Paris).
[180] ebenda, 482. Mieck geht von einem Verhältnis Zuwanderern zu Geburten von 3:1 aus.
[181] ebenda, 489.
[182] Reidegeld 1996, 42.
[183] Hachtmann 1997, 70. Nach einer Aufstellung des Berliner Polizeipräsidenten Hinckeldey gliederten sich die Zugänge 1851 folgendermaßen auf: 5,9 Prozent wurden dem Bürgertum und den Mittelschichten zugerechnet, 94,1 Prozent den sozialen Unterschichten (darunter 42,8 Prozent Gesellen, qualifizierte Arbeiter und Lehrlinge, 50,4 Prozent Tagelöhner und Dienstboten).
[184] Das Oktoberedikt stand zeitlich zu Beginn der preußischen Reformen. Es hob alle bislang bestehenden Berufsschranken auf, beseitigte die Erbuntertänigkeit der Bauern und gab den Güterverkehr frei. Zudem hob es den Gesindezwang und die Heiratsbeschränkungen auf.
[185] Die Erbuntertänigkeit war eine besondere Form der wirtschaftlichen und persönlichen Abhängigkeit der Bauern. Merkmale waren Arbeitspflicht, sowie Frondienste und Gesindezwang. Als Ausgleich dafür wurde ein relativ hoher (Versorgungs-)Schutz bei Alter und Krankheit gewährt.

Berufswahl auch die Freiheit der Eheschließung verkündet wurde. Der Wegfall der Pflicht, vom Gutsherrn die Zustimmung zur Eheschließung zu erhalten, beschleunigte das Anwachsen der Geburtenziffer und letztlich auch die rasante Zunahme der ländlichen Bevölkerung. Durch den Wegfall der Schollenpflicht[186] war es den Bauern erstmalig gestattet wegzuziehen, was die Landflucht begünstigte und zu einem raschen Anwachsen der städtischen Bevölkerung führte. Schließlich trugen auch Maßnahmen wie die Pocken-Schutzimpfung,[187] die mit Beginn des 19. Jahrhunderts eingeführt wurde und die verbesserten hygienischen Verhältnisse sowie die Vorratshaltung bei gleichzeitig steigenden Erträgen der Landwirtschaft dazu bei, dass die Bevölkerung immer mehr anwuchs.[188] Weitere Voraussetzungen hierfür waren technische Innovationen und die verbesserte maschinelle Ausstattung der Bauern, die zu einer deutlichen Ertragssteigerung führte.[189]

Das Bevölkerungswachstum und die Industrialisierung führten im 19. Jahrhundert in der Sozial- und Erwerbsstruktur der Berliner Bevölkerung zu gravierenden Veränderungen. Besonders im Textil- und Bekleidungsgewerbe,[190] dem lange Zeit dominierenden Wirtschaftszweig Berlins, kam es

---

[186] Die Schollenpflicht war Teil der Erbuntertänigkeit und bedeutete, dass der Bauer ohne ausdrückliche Bewilligung des Gutsherrn die Bauernstelle weder aufgeben noch woanders hinziehen durfte.

[187] Wolff 1998, 101. Die Pocken-Schutzimpfung wurde im ersten Drittel des 19. Jahrhunderts in Deutschland eingeführt. Zuvor kam es im Rahmen von unregelmäßig auftretenden Epidemien immer wieder zu einer erheblichen Anzahl an Todesfällen. Für Preußen wird zum Beispiel eine jährliche Todesrate von etwa 40.000 oder etwa vier Promille der Gesamtbevölkerung angenommen. Betroffen waren vor allem Kleinkinder. Vgl. Frevert 1984, 74.

[188] Nipperdey 1998, 147. Von Missernten abgesehen, die zum Beispiel 1845 bis 1847 Deutschland heimsuchten und die Massenarmut und das soziale Elend im Vorfeld der Revolution von 1848 beschleunigten, haben die verbesserten Arbeitsbedingungen in der Landwirtschaft zum Abbau der chronischen Unterversorgung an Lebensmitteln beigetragen (und damit indirekt zur Bevölkerungsvermehrung).

[189] Holst; Fischer 2008, 22 bis 23.

[190] Bergmann 1973, 132. Die Produktion hatte sich im Textilgewerbe bereits zur Jahrhundertwende in großem Maße auf die Manufaktur oder die Fabrik verlagert, so dass die im Textilgewerbe Arbeitenden zu 80 bis 90 Prozent Lohnarbeiter waren und streng genommen nicht mehr dem Handwerk zugerechnet werden konnten.

zu einer Verlagerung der Produktion in fabrikähnliche Manufakturen[191] mit Nutzung moderner Maschinen.[192]

Auch in anderen, dem Handwerk[193] zugeordneten Berufszweigen, wurde immer häufiger in manufakturellen Arbeitsstätten produziert. Dies beschleunigte die Auflösung der alten Formen der handwerklichen Lebens- und Berufsführung, wobei dieser Prozess sowohl die sozioökonomische Struktur der Handwerker als auch deren handwerkliches Ethos betraf.[194]

Mitte des 19. Jahrhunderts war die Lage des Berliner Handwerks unter anderem dadurch gekennzeichnet, dass es, von einigen relativ wohlhabenden und von der industriellen Entwicklung zunächst weniger betroffenen Handwerkern abgesehen (Bäcker, Fleischer, Schornsteinfeger),[195] in vielen Handwerkszweigen durch die industrielle Konkurrenz zu gravierenden Veränderungen im Produktionsprozess kam. Vor allem in den Massenhandwerken (Tischler, Schuster, Schneider), bildete sich ein handwerkliches Proletariat, das bei jeder ökonomischen Krise und auch bei Krankheit in eine Existenzkrise geriet.[196] Bei den Meistern konnte zudem eine deutliche Polarisierungsdynamik festgestellt werden.[197] Während es im Zuge der Industrialisierung einigen Handwerksmeistern gelungen war, zu freien

---

[191] Büsch 1971, Band 9, 5f. Die Manufaktur unterschied sich vom Handwerksbetrieb unter anderem dadurch, dass eine arbeitsteilige Produktionsweise mit einem Unternehmer an der Spitze bestand. Im traditionellen Handwerksbetrieb nahm dagegen jeder Beschäftigte an seinem Werkstück alle Arbeitsgänge wahr. Zudem waren die in einer Manufaktur beschäftigten Handwerker *unzünftige* Personen. Als Fabrik galt ein frühindustrieller Betrieb, wenn an die Stelle der maschinenlosen oder maschinenarmen Herstellung die maschinenbetriebene Fabrikation getreten war.
[192] http://www.student-online/net/Publikationen/290/ (Letzter Aufruf: 25.04.2009). Kapitel 3.1
[193] Bergmann 1973, 132. Dem Handwerk wurden gemäß der heute üblichen Definition alle Gewerbetreibenden zugeordnet, die selbstständig mit individuell vermittelter, die Handarbeit in den Vordergrund stellender Arbeitsmethode und -technik produzierten und größtenteils individuelle Aufträge ausführten.
[194] Bergmann 1973, 103 und 307.
[195] ebenda, 232 und 211. Bei diesen Gewerben handelte es sich um Handwerkszweige, bei denen zur damaligen Zeit die eigentlich handwerkliche Arbeit nur schwer durch maschinelle Fertigung zu ersetzen war. Dazu zählten unter anderem auch Maurer, Dachdecker und Steinsetzer.
[196] ebenda, 318.
[197] ebenda, 218.

Fabrikanten oder zu Kleinunternehmern aufzusteigen, geriet die überwiegende Mehrheit in die Proletarisierung.[198] Die Konkurrenz der *pfuschenden Gesellen*, also der nicht-zünftigen Meister,[199] beschleunigte diesen Vorgang zusätzlich.

Auch die traditionelle Stellung der Handwerksgesellen löste sich zusehends auf,[200] so dass ihr sozialer Stand im Verlauf des 19. Jahrhunderts immer mehr dem eines Arbeiters ähnelte.[201] Die Berufsbezeichnung *Geselle* garantierte in der Mitte des 19. Jahrhunderts nicht mehr, dass in einem handwerklichen Betrieb gearbeitet wurde. Auch bei der Angabe *Meister* war nicht ohne weiteres ersichtlich, ob es sich um einen der wenigen wohlhabenden Meister oder um einen verarmten Kleinmeister handelte. Ähnlich verhielt es sich mit der Erwerbsangabe *Arbeitsmann*, die sehr allgemein gefasst war und ohne nähere Angaben nicht weiter differenziert werden kann. Obwohl es sich bei den Arbeitsmännern mehrheitlich um wenig qualifizierte Arbeiter gehandelt haben dürfte, ist anzunehmen, dass einige Arbeitsmänner eine höher qualifizierte Arbeit ausgeübt haben.[202] Ähnlich verhält es sich bei den Frauen, die bei der Frage nach dem Erwerb *Handarbeiterin* angaben.[203]

Diese Beispiele deuten auf die Problematik hin, die beachtet werden muss, wenn Patienten der Charité anhand der Angaben aus den Rezeptionsbüchern einer bestimmten Berufsgruppe zugeordnet werden. Aus diesem Grunde werden die Handwerksberufe in den nachfolgenden Untersuchungen zunächst weder nach verschiedenen Berufszweigen getrennt bewertet, noch wird zwischen besser gestellten beziehungsweise schlechter gestellten

---

[198] ebenda, 204.
[199] Damit sind Gesellen gemeint, die sich mit einem Gewerbeschein (ohne Meisterprüfung) selbstständig gemacht hatten.
[200] Hachtmann 1848, 397.
[201] Büsch 1971, 183; Bergmann 1973, 107.
[202] Einige der Arbeitsmänner haben zum Beispiel nachweislich auch im Maschinenbau gearbeitet.
[203] Unter dem Begriff *Handarbeiterin* wurden, ähnlich wie bei den Männern mit dem Begriff *Arbeitsmann*, vor allem unqualifizierte Arbeitskräfte zusammengefasst.

Handwerksberufen unterschieden. Stattdessen werden alle Handwerker, ebenso die Arbeitsmänner, die Handarbeiterinnen und die Dienstmägde als jeweils eine in sich geschlossene Gruppe in die Untersuchungen einbezogen. Erst am Ende des Kapitels, nachdem die Ergebnisse der Angaben zu den Familien- und Erwerbsverhältnissen der Charité-Patienten analysiert und mit den korrespondierenden Werten der Berliner erwerbsfähigen Bevölkerung gemeinsam bewertet werden, erfolgt mit der Einteilung in verschiedene Branchen eine weitere Differenzierung. Als Orientierungsrahmen dient dabei eine Gewerbestatistik aus dem Jahr 1849.[204] Durch den Vergleich der Angaben dieser Statistik mit den Ergebnissen der Untersuchungen zu den Erwerbsangaben der Charité-Patienten soll geklärt werden, ob sich die Zusammensetzung der erwerbsfähigen Charité-Patienten von jener der Erwerbsfähigen Berlins zur Mitte des 19. Jahrhunderts unterscheidet.

5.1 Erwerbs- und Familienstruktur der Charité-Patienten 1854

Die Untersuchungen zur Erwerbs- und Familienstruktur der Charité-Patienten werden aufgrund der geschlechtsspezifisch deutlich unterschiedlichen Ergebnisse zunächst nach Geschlechtern getrennt durchgeführt. Eine Zusammenfassung der Ergebnisse folgt am Ende des Kapitels.

5.1.1 Weibliche Beschäftige nach Erwerbsangabe

Von den im Jahre 1854 in die Charité aufgenommenen Frauen wurden bei der Frage nach dem Erwerb gut 40 verschiedene Berufe angegeben.[205] Bei den Frauen, die keinen eigenen Beruf nannten, wurde die fehlende Berufsangabe in den meisten Fällen durch einen Hinweis auf den Familien-

---

[204] Büsch 1971, 151 ff.
[205] Hahn; Ehmer 1995, 103. Männerberufe wurden zur damaligen Zeit deutlich mehr differenziert als Frauenberufe. Diese wurden mit eher unspezifischen Begriffen wie *Arbeiterin* oder *Handarbeiterin* bezeichnet, während bei den Männern eine Unterscheidung nach zum Beispiel: Schneidern, Schuster (inklusive der Unterscheidung Meister, Geselle, Lehrling) erfolgte.

stand ersetzt.[206] Als Beispiel hierfür können die Witwen oder die verheirateten Frauen genannt werden.

Die Liste der Erwerbsangaben wird bei den Frauen von den Handarbeiterinnen[207] (n=1.760) angeführt, die etwas mehr als vierzig Prozent aller Charité-Patientinnen des Jahres 1854 repräsentieren.[208] Es handelt sich hierbei mehrheitlich um unqualifizierte Arbeitskräfte, die überwiegend in der Textilbranche beschäftigt waren.[209] Ein nicht näher zu bestimmender Teil dieser Frauen verrichtete ihre Arbeit in Heimarbeit.[210] Die zweitstärkste Gruppe bilden mit rund einem Fünftel aller Patientinnen die Dienstmägde.[211] Zu den kleineren Gruppen zählen die Hospitaliten[212] und die Almosen-

---

[206] Anzunehmen ist, dass diese Frauen nicht zum Erwerb der Familie beitrugen.
[207] Als Kürzel wurde in den Rezeptionsbüchern die Bezeichnung *ha* verwendet. Unter der Bezeichnung Handarbeiterin verbergen sich unterschiedliche Tätigkeiten mit vergleichbaren Arbeitsbedingungen. Hauptsächlich handelte es sich um Arbeiten im Textilgewerbe (als nähere Berufsbezeichnungen wären zum Beispiel möglich gewesen: Näherin, Stickerin, Wäscherin, Plätterin). Vgl. Annalen des Charité-Krankenhauses zu Berlin. Siebenter Jahrgang, 2. Heft, 88. Vgl. Frevert 1984, 140; Wollheim 1844, 308 f. Hier wird darauf hingewiesen, dass es sich in den 1830er Jahren bei den als *Handarbeiterinnen* aufgenommenen Patienten (neben den Dienstmädchen und den Prostituierten) um eine ebenfalls große Patientengruppe handelte.
[208] Die Berufsbezeichnung *Handarbeiterin* wird in vergleichbaren Arbeiten in dieser Größenordnung vergeblich gesucht. Dort werden stattdessen in ähnlich großer Zahl *Heimarbeiterinnen* genannt. Das niedrige Durchschnittsalter beziehungsweise die Tatsache, dass die Mehrzahl der Handarbeiterinnen ledig war, verbietet allerdings den Begriff der Handarbeiterin synonym mit dem Begriff der *Heimarbeiterin* zu verwenden. Die klassische Heimarbeiterin war verheiratet und verrichtete ihre Arbeit nach der Eheschließung im häuslichen Bereich. Vgl. Leidunger 2000, 107.
[209] Büsch 1971, 84.
[210] Schüler-Springorum 2006, 99. Hier wird darauf hingewiesen, dass zumindest ein Teil der Handarbeiterinnen als Heimarbeiterinnen beschäftigt war.
[211] Für die Dienstmägde wurde in den Rezeptionsbüchern das Kürzel *dm* verwendet. Eine weitere Berufsdifferenzierung ist anhand der Angaben in den Rezeptionsbüchern nicht möglich. Leidinger gibt für ihre Untersuchungen an der Allgemeinen Krankenanstalt in Bremen für das Jahr 1862 an, dass fast 80 Prozent der berufstätigen Patientinnen als Dienstbotin arbeiteten. Der große Anteil dieser Berufsgruppe in der Berliner Bevölkerung dürfte auch dadurch bedingt gewesen sein, dass gerade diese Personengruppe, die zumeist ohne jede familiäre Einbindung in der städtischen Fremde lebte, im Krankheitsfall das Krankenhaus als Versorgungs- und Zufluchtsstätte wahrnahm.
[212] Meyer 2000, 85. Die Mehrzahl dieser Patienten dürfte aus dem *Neuen Hospital* gekommen sein. Hier wurden seit 1798 unverheiratete, arbeitsunfähige und hilflose Personen untergebracht. Das Hospital hatte 200 bis 300 Insassen und war der Armendirektion unterstellt. Im Jahr 1851 wurde es eine Zweiganstalt des Arbeitshauses. Da es mit Eröffnung des *Neuen Hospitals* in der Charité zu einer Entlastung der nun im Hospital untergebrachten Klientel kam, sehen manche Autoren für die Charité darin den symbolhaften Umbruch vom Hospital zum Krankenhaus moderner Prägung.

empfängerinnen. Als weitere Berufsgruppe müssen die Lohnhuren genannt werden.

Das durchschnittliche Alter der Handarbeiterinnen betrug 23 Jahre.[213] Das gleiche Durchschnittsalter wurde für die Lohnhuren berechnet. Die Dienstmägde waren im Durchschnitt 24 Jahre, die Witwen 49 Jahre und Frauen, die aus dem Hospital zur Charité verlegt wurden, waren 43 Jahre alt. Almosenempfängerinnen bildeten mit 65 Jahren die älteste Gruppe.

Tabelle 5.1
Anzahl der Frauen pro Erwerbsangabe / durchschnittliches Alter pro Erwerbsangabe

	Handarbeiterinnen	Dienstmägde	Ehefrauen*	Witwen	Almosenempfängerinnen	aus dem Hospital	Lohnhuren
Anzahl	1.760	848	626	242	75	44	189
Alter*	23	24	37	49	65	43	23

* In all diesen Fällen wurde der Beruf des Ehemanns angegeben.

5.1.2 Männliche Beschäftige nach Erwerbsangabe

Bei den Männern, die 1854 in die Charité aufgenommen wurden, liegen im Vergleich zu den Frauen deutlich mehr unterschiedliche Angaben zum Erwerb vor. Hier wurden fast 500 verschiedene Tätigkeiten notiert. Die große Anzahl der verschiedenen Bezeichnungen weist auf das große soziale Spektrum der Klientel hin. Es muss allerdings einschränkend betont werden, dass es sich bei den unterschiedlichen Erwerbsangaben nicht um 500 gänzlich verschiedene Tätigkeiten handelte. Vielmehr kam die große Zahl der verschiedenen Angaben durch unterschiedliche Ausbildungsgrade und Qualifikationen zustande. So gliederte sich zum Beispiel die Angabe *Bäcker* in Bäcker, Bäckergeselle, Bäckerlehrling und Bäckermeister. Bei anderen Tätigkeiten wurde auch noch nach Gehilfen unterschieden.

---

[213] Im Folgenden wird immer der arithmetische Mittelwert genannt. Nur in Ausnahmefällen, bei Hinweis auf sogenannte *Ausreißer*, wird zusätzlich der Median erwähnt.

Die mit Abstand häufigste Einzelnennung ist die Erwerbsangabe *Arbeitsmann* (n=1.032). Es ist anzunehmen, dass die Aufnahmebeamten hierunter eine Vielzahl unterschiedlicher Beschäftigungen zusammengefasst haben. Es dürfte sich dabei in der Mehrzahl um ungelernte Arbeitskräfte gehandelt haben, die überwiegend im Straßen- und Eisenbahnbau, vor allem im Gleisbau, eingesetzt wurden. Das Durchschnittsalter der Arbeitsmänner liegt mit 39 Jahren deutlich über dem Durchschnitt der Gesamtklientel. Insgesamt 92 jüngere Männer (Durchschnittsalter 17 Jahre) gaben bei der Frage nach dem Erwerb *Arbeitsbursche* an. Nachfolgend werden die Arbeitsburschen und die Arbeitsmänner in einer Gruppe zusammengefasst, so dass eine Gesamtzahl von 1.124 Männern dieser Berufsgruppe zugerechnet werden kann.

Etwas mehr als die Hälfte aller 1854 in die Charité aufgenommenen Männer gab bei der Aufnahme einen Handwerksberuf an (n=2.662). Werden diese Angaben nach der beruflichen Qualifizierung getrennt, zeigt sich, dass etwa drei Viertel der Handwerker als Gesellen arbeiteten. Etwas weniger als sieben Prozent arbeiteten als Lehrlinge, zweieinhalb Prozent als Gehilfen und nicht ganz fünf Prozent als Meister. Rund zehn Prozent der Handwerker nannten keine weitere Qualifizierung, so dass unklar bleibt, ob die Männer vor der stationären Aufnahme als Geselle, Lehrling, Gehilfe oder als Meister in ihrem Beruf gearbeitet hatten.

Tabelle 5.2
Handwerksberufe nach Qualifikation getrennt

	Meister	Gesellen	Lehrlinge	Gehilfe	ohne Spezifizierung	Summe
absolut	127	2.035	170	66	264	2.662
relativ	4,8	76,5	6,4	2,5	9,9	100,1

Die Berechnungen, die alle Handwerker betreffen, werden demzufolge maßgeblich von der Gruppe der Gesellen bestimmt. Dies kommt zum Beispiel bei der Berechnung des durchschnittlichen Altern zum Ausdruck, das für die Gesamtzahl der Handwerker mit 30 Jahren berechnet wurde, während das der Meister bei 47 Jahren lag.[214]

Bei den Patienten, die bei der Aufnahme einen Handwerksberuf angaben, dominieren die Schneider- und die Schuhmachergesellen. Es folgen die Tischler, die Bäcker und die Weber. Diese fünf Berufe repräsentieren allein etwa ein Drittel aller in einem Handwerksberuf Beschäftigten. Diese Verteilung konnte sowohl für die in der Charité behandelten Handwerker als auch bei zu dieser Zeit im Handwerk Beschäftigten der Berliner Bevölkerung nachgewiesen werden.[215] Die Zahl der Handwerker, die in anderen Berufen arbeiteten, lag nur noch im zwei- oder einstelligen Bereich.[216] Diese Reihenfolge zeigt sich auch bei den Lehrlingen und, mit Ausnahme der Bäcker, bei den Meistern. Ebenso verhält es sich bei etwa zehn Prozent der Handwerksberufe, für die keine weitere Qualifizierung angegeben wird.[217]

Tabelle 5.3
Männliche Patienten: die fünf häufigsten Berufsangaben (nur Gesellen)

Schneider	Schuhmacher	Tischler	Bäcker	Weber	Summe
270	269	162	141	112	954

Wie bei den Frauen sollen auch bei den Männern die Almosenempfänger und die Hospitaliten gesondert erwähnt werden. Das durchschnittliche Alter der Almosenempfänger liegt bei 62 Jahren, das der Hospitaliten bei 48 Jahren. Verwitwete Männer werden in den Rezeptionsbüchern nicht genannt. Neben den Arbeitsmännern, den Arbeitsburschen, den Handwerkern, den

---

[214] Lehrlinge 17 Jahre, Gehilfen 27 Jahre, ohne Spezifizierung 42 Jahre (jeweils arithmetischer Mittelwert)
[215] Bergmann 1973, 141.
[216] Leidinger 2000, 100. Schuhmacher, Schneider und Tischler stellten auch in Bremen im Jahr 1862 etwa 70 Prozent der im Allgemeinen Krankenhaus behandelten Handwerker.
[217] In insgesamt 257 Fällen wurde anstelle einer Erwerbsangabe darauf hingewiesen, dass es sich um einen Sohn handelte. In den meisten Fällen wurde der Eintrag durch die Berufsbezeichnung des Vaters ergänzt. Über 90 Prozent der Söhne waren unter 15 Jahre alt, darunter befanden sich auch 15 Säuglinge. In 47 Fällen wurde bei der Frage nach dem Erwerb angegeben, dass es sich um einen Knaben handelte. Die deutliche Mehrzahl der Knaben war unehelich, keiner war älter als 14 Jahre. In etwa der Hälfte der Fälle wurde die Mutter als Familienangehörige angegeben. Für die andere Hälfte wurden hierzu keine Angaben vermerkt.

Almosenempfängern und den Hospitaliten müssen noch die Männer erwähnt werden, die als Hausdiener oder Haus- bzw. Dienstknecht arbeiteten (n=179). Das durchschnittliche Alter dieser Gruppe liegt bei 25 Jahren.

Tabelle 5.4
Anzahl der Männer pro Erwerbsangabe / durchschnittliches Alter pro Erwerbsangabe

	Arbeits-mann	Arbeits-bursche	Handwerker	Almosen-empfänger	aus dem Hospital	Dienstknecht, Hausknecht Hausdiener
Anzahl	1.032	92	2.662	55	37	179
Alter*	38	17	26	64	48	27

* Arithmetischer Mittelwert
**Die Tabelle erfasst nur die wichtigsten (größten) Berufs-Gruppen.

5.2 Familienstruktur

Der nachfolgend genannte hohe Anteil der Unverheirateten ist nur aus der heutigen Perspektive überraschend. In der *alten Welt* war die Erlaubnis zur Heirat an die Voraussetzung geknüpft, einen eigenen Hausstand gründen zu können, also über unabhängiges Einkommen zu verfügen. Ehe und eigene Haushaltsführung waren Mitte des 19. Jahrhunderts noch nicht verbreitet. Für junge Erwerbstätige gab es die Möglichkeit als Schlafgänger[218] oder Untermieter ohne Familie zu wohnen. Zudem waren in den 1830er Jahren in einigen süd- und mitteldeutschen Staaten wieder Ehebeschränkungsgesetze eingeführt worden[219], die das Ziel hatten, den Besitzlosen die Ehe zu erschweren, um so der Zunahme der besitzlosen Bevölkerung entgegenzuwirken.

---

[218] Als Schlafgänger (auch Bettbursche oder Schlafbursche) wurden Personen bezeichnet, die gegen ein geringes Entgeld nur für wenige Stunden am Tag ein Bett mieteten, während der Wohnungsinhaber die Schlafstelle nicht benötigte. Der Anteil der Wohnungen mit Schlafgängern wird für Berlin im Jahr 1861 mit 13,60 Prozent angegeben (http://de.wikipedia.org/wiki/Schlafgänger (Letzter Aufruf: 23.6.2010).

[219] Thudichum von 1866, 27. Damit revidierte das Gesetz die im Oktoberedikt von 1807 propagierte Freiheit der Eheschließung. Betroffen waren vor allem die Unterschichten. Das Gesetz wurde ab Mitte des 19. Jahrhunderts in den meisten Staaten in denen es zuvor zur Anwendung wieder zurückgenommen. Obwohl das Gesetz in Preußen nicht zur Geltung kam, dürfte es über die eingewanderten Personen dennoch auch in Berlin Auswirkungen auf die Relation der Ledigen zu den Verheirateten genommen haben.

5.2.1 Familienstruktur - Frauen

Bei den Berechnungen zur Familienstruktur der Frauen muss berücksichtigt werden, dass nur für etwa 15 Prozent der Patientinnen konkrete Angaben zum Familienstand vorliegen. Die Angabe *verheiratet* fehlt durchgehend. Als Hinweis darauf, dass es sich um verheiratete Frauen handelt, wird die Berufsangabe des Ehemanns gewertet,[220] die unter dem Gesichtspunkt der Kostenerstattung, also nach juristischen Kriterien, erfolgte. Wenn die Zahl der verwitweten Frauen, die fast sechs Prozent aller Patientinnen repräsentieren, den Verheirateten zugerechnet wird, lässt sich belegen, dass im Jahr 1854 etwas mehr als ein Fünftel aller Charité Patientinnen verheiratet war. Bezüglich der Frage, wie viele der restlichen Patientinnen verheiratet waren, können nur Vermutungen angestellt werden, da in vielen Fällen keine konkreten Eintragungen vorliegen. Die Angabe von Eltern oder Geschwistern wird, bei fehlendem Hinweis auf einen Ehemann, als Hinweis darauf bewertet, dass diese Patientinnen nicht verheiratet waren.

Werden einzelne Berufsgruppen daraufhin untersucht, wie hoch der Anteil der Verheirateten pro Gruppe ist, ergibt sich eine unterschiedliche Verteilung. Relativ klar ist das Bild bei den Lohnhuren. In dieser Gruppe finden sich nur in sehr wenigen Fällen Eintragungen zu den Familienverhältnissen, dabei wurden Geschwister oder vereinzelt auch Eltern angegeben. Angaben zu einem Ehemann oder zu Kindern liegen nicht vor, so dass anzunehmen ist, dass die Lohnhuren mehrheitlich ledig waren.

Bei den Frauen, die als Dienstmagd arbeiteten, zeigte sich ein differenzierteres Bild. Bei knapp über der Hälfte der Dienstmägde wurden bei der Aufnahme entweder ein oder beide Elternteile angegeben, in den meisten Fällen wurden dabei auch Geschwister genannt. Kinder gaben diese Patientinnen allerdings nur in wenigen Fällen an. Diese Angaben bestätigen,

---

[220] Zum Beispiel Schneider-Frau oder Schuhmachergesellen-Frau.

dass das weibliche Dienstpersonal in der Mehrzahl nicht verheiratet war. Die Annahme wird durch das insgesamt niedrige Durchschnittsalter gestützt.[221]

Die Handarbeiterinnen nannten bei der Frage nach den Familienverhältnissen in etwas mehr als der Hälfte der Fälle entweder einen oder beide Elternteile, Geschwister und in seltenen Fällen auch Kinder. Nur bei vier Handarbeiterinnen wurde der Beruf eines Mannes zusätzlich genannt, so dass nur in diesen Fällen sicher ist, dass die Frauen verheiratet waren. Allerdings wurden auch in dieser Berufsgruppe häufig keinerlei Angaben zu den Familienverhältnissen gemacht, so dass anzunehmen ist, dass der überwiegende Anteil der Handarbeiterinnen, wie zuvor auch die Dienstmägde, nicht verheiratet war. Auch diese Annahme wird durch das niedrige Durchschnittsalter gestützt.

Anhand der vorliegenden Untersuchungsergebnisse ist davon auszugehen, dass die Mehrzahl der Patientinnen, die 1854 zur stationären Behandlung in die Charité aufgenommen wurden, nicht verheiratet war.

5.2.2 Familienstruktur - Männer

Wie bereits bei den Frauen, konnte auch bei den Männern der Familienstand anhand der Angaben in den Rezeptionsbüchern nur für einen Teil der Patienten eindeutig belegt werden. Rund ein Fünftel der Männer gaben an, verheiratet zu sein. Hierfür spricht die Angabe einer Ehefrau. Die Bezeichnung *verheiratet* fehlt auch bei den Männern. Wie zuvor bei den Frauen wird in den Untersuchungen die Angabe von Eltern als Hinweis darauf bewertet, dass der Patient nicht verheiratet war. Die gleiche Annahme gilt für die Angabe von Geschwistern.

Die Familienverhältnisse ergeben für die verschiedenen Berufsgruppen ein sehr differenziertes Bild. Rund ein Viertel der Arbeitsmänner gab an,

---

[221] Leidinger 2000,106. Für das Jahr 1862 wird ein Durchschnittsalter von 24 Jahren angegeben. Zudem wird vermerkt, dass die Mehrzahl der Dienstbotinnen ledig war.

verheiratet zu sein. Ein weiteres Viertel der Arbeitsmänner nannte Eltern und Geschwister. Häufig fehlen konkrete Angaben zu weiteren Familienmitgliedern. Für die Mehrzahl der Arbeitsmänner gilt somit die Annahme, dass sie nicht verheiratet waren. Dies trifft auch für die Arbeitsburschen zu. Hier wird in keinem Fall eine Ehefrau erwähnt. Dagegen wurden von etwa der Hälfte der Arbeitsburschen bei der Aufnahme Eltern oder Geschwister angegeben.

Von den Gesellen, die den überwiegenden Teil der Handwerker stellen, gab etwas mehr als ein Zehntel an, verheiratet zu sein (belegt durch Angaben zur Ehefrau). Rund die Hälfte aller Gesellen nannte einen oder beide Elternteile. Für den Rest der Gesellen liegen keine weiteren Angaben zu den Familienverhältnissen vor.

Auch ohne die anderen, zahlenmäßig weitaus kleineren, Berufsgruppen zu analysieren, kann festgestellt werden, dass lediglich ein Fünftel bis maximal ein Viertel der Männer, die 1854 in die Charité zur stationären Behandlung aufgenommen wurden, verheiratet waren. Diese Angaben unterstützen die bereits bei den Frauen geäußerte Annahme, dass die Mehrzahl der im Jahr 1854 in die Charité aufgenommenen Patienten nicht verheiratet war.

Der prozentuale Anteil der Verheirateten an der Berliner Bevölkerung des Jahres 1854 ist anhand der vorliegenden Statistiken nicht exakt zu belegen. Entsprechende Angaben liegen erst für die 1880er Jahre vor. Für diese Zeit wird der Anteil der Verheirateten an der Berliner Bevölkerung mit rund einem Drittel angegeben. Es ist anzunehmen, dass dieser Anteil im Jahr 1854 in einem ähnlichen Bereich, wenn nicht sogar darunter lag.[222]

Da die fehlende familiäre Absicherung im Krankheitsfall erfahrungsgemäß eine Einweisung in die Charité begünstigte, ist davon auszugehen, dass der

---

[222] Bergmann 1973, 50. Mit Einführung der Gewerbefreiheit (1810) wurde das zünftische Heiratsverbot aufgehoben. Im Anschluss kam es zu einer deutlichen Zunahme der Heiratshäufigkeit. So waren zum Beispiel im Jahr 1827 zwischen 10 und 30 Prozent der Gesellen verheiratet (bei deutlichen Unterschieden zwischen den einzelnen Handwerkszweigen).

Anteil der Nicht-Verheirateten bei den Patienten höher lag als in der Bevölkerung, aus der die Patienten stammten.

5.3 Soziale Schichtung

Werden die Ergebnisse einer Untersuchung zur Sozialstruktur der Berliner Bevölkerung für das Jahr 1849 als Orientierungsrahmen für ein soziales Schichtungsmodell herangezogen,[223] zeigt sich, dass der Anteil der Unterschichten in der erwerbsfähigen Berliner Bevölkerung Mitte des 19. Jahrhunderts bei über 80 Prozent lag.[224] Das gemeinsame Kriterium dieser heterogenen Gruppe war neben der Armut die Unsicherheit der materiellen Existenz.[225] Nach Selbstverständnis und Außendefinition gehörten der Unterschicht auch qualifizierte Arbeitskräfte, wie zum Beispiel Fabrikarbeiter, Handwerksgesellen sowie Handlungsdiener an.[226] Unqualifizierte Arbeitskräfte wurden ebenso zur Unterschicht gezählt wie Erwerbslose, Obdachlose, Arbeitshaus-Insassen und proletaroide Selbstständige,[227] also zum Beispiel verarmte Alleinmeister.[228] Die zur Unterschicht zählenden Personen dürfen dabei nicht mit den offiziell unterstützten und registrierten Armen gleich gesetzt werden.[229] Häufig erwirtschafteten diese Personen ein Einkommen, das sie von der echten

---

[223] Hachtmann 1997, 71.
[224] http://www.student-online/net/Publikationen/290/ (Letzter Aufruf: 25.04.2009). Das vorhandene Zahlenmaterial reflektiert streng genommen die Erwerbsstruktur, da nur über die Erwerbsfähigen eine wirklich gewissenhafte Statistik geführt wurde (sie wird für das Jahr 1846 mit rund 150.000 beziffert). Rüdiger Hachtmann geht jedoch davon aus, dass die proportionalen Anteile an den Erwerbsfähigen ungefähr auch auf die soziale Schichtung der Gesamtbevölkerung zu übertragen sind. Vgl. Hachtmann 1997, 70.
[225] Nipperdey 1998, 226.
[226] Hachtmann 1997, 74. Vgl. http://www.student-online/net/Publikationen/290/ (Letzter Aufruf: 25.04.2009).
[227] Bergmann 1973, 204. Mit diesem Begriff wurde „der allein oder höchstens mit einem Gesellen arbeitende Meister" bezeichnet. Unter den Bezeichnungen Proletarier beziehungsweise Proletariat wurden in diesem Zeitraum die schnell anwachsenden und zunehmend vom Pauperismus bedrohten städtischen und ländlichen Unterschichten verstanden, die ökonomisch durch weitgehenden Mangel an Arbeit und Verdienst und durch das Gefühl des Ausgeschlossenseins und der Entwurzelung charakterisiert waren. Vgl. Reidegeld 1996, 42.
[228] Hachtmann 1997, 74. Bergmann 1973, 202.
[229] Vgl. Reidegeld 1996, 43.

Armutspopulation unterschied. Einen Krankenhausaufenthalt konnten sie damit allerdings nicht selbst finanzieren, so dass sie auf die Unterstützung einer Krankenkasse angewiesen waren. Ganz im Gegenteil barg jede Erkrankung wegen des Verdienstausfalls das Risiko, die Armenfürsorge in Anspruch nehmen zu müssen.

Die Zugehörigkeit zu einer bestimmten Erwerbsgruppe wird in dieser Statistik überwiegend, jedoch nicht ausschließlich, von den Lohnverhältnissen bestimmt. So war es durchaus möglich, dass ein zur Unterschicht zählender Handwerker mehr verdiente als ein zum Kleinbürgertum gehörender Beamter. Dennoch stand der Beamte aufgrund des sozialen Status über dem besser verdienenden Handwerker.

An der Spitze dieser Pyramide stand Mitte des 19. Jahrhunderts noch der Adel. Sein Anteil an der Berliner Bevölkerung war verschwindend gering.[230] Kaum größer war der Anteil des Großbürgertums, das heißt, der Anteil der gut verdienenden Kaufleute, Fabrikanten und Bankiers. Er betrug 1849 nur etwa ein halbes Prozent aller Erwerbsfähigen der Berliner Bevölkerung. Annähernd gleich groß war der Anteil der höheren Kommunal- und Staatsbeamten.[231]

Zur Abgrenzung gegenüber dem Großbürgertum auf der einen Seite beziehungsweise der Unterschicht auf der anderen Seite dient der vorliegenden Statistik das Kleinbürgertum, das einen Anteil von rund einem Fünftel der erwerbsfähigen Bevölkerung Berlins ausmachte.[232] Der Begriff des Kleinbürgertums ist weit gefasst und durch eine heterogene Zusammensetzung geprägt. Zum Kleinbürgertum gehörten: Beamte, Ärzte, Lehrer, wohlhabende Handwerks-Meister, Kleinhändler, Gastwirte,

---

[230] Genaue Zahlen hierzu liegen nicht vor.
[231] Hachtmann 1997, 70.
[232] Eine gesonderte Aufzählung der Mittelschicht (zum Beispiel wohlhabende Handwerksmeister, mittlere und untere Beamte und kleine Kaufleute), wie von Hachtmann vorgenommen wurde erfolgt nicht. Stattdessen wird (zur besseren Übersicht), der Terminus *Kleinbürgertum* zur Abgrenzung des Adels und des Großbürgertums gegenüber der Unterschicht verwendet.

Geistliche, Journalisten, Literaten, Studenten, Auszubildende in bürgerlichen Berufen, Rentiers und Pensionäre.

Werden die Ergebnisse dieser Statistik mit der sozioökonomischen Zusammensetzung der Charité-Patienten verglichen, so zeigt sich, dass der prozentuale Anteil der Charité-Patienten, die dem Großbürgertum zugerechnet werden konnten, proportional zu dem in der Gesamtbevölkerung war. Dagegen ist die Abweichung bei den dem Kleinbürgertum zugehörigen Personen mehr als deutlich. Betrug deren Anteil in der erwerbstätigen Bevölkerung Berlins laut der Statistik aus dem Jahr 1846 rund 18 Prozent, liegt er im Patientenkollektiv im Jahr 1854 bei maximal drei Prozent. Adelige werden als solche in den Rezeptionsbüchern der Charité überhaupt nicht erwähnt.

Der Anteil der Unterschichten an der erwerbsfähigen Bevölkerung Berlins wird in der Statistik mit rund 80 Prozent angegeben. In der Charité liegt der Anteil für die dieser Schicht zugehörenden Patienten bei über 95 Prozent. Aufgrund der eindeutigen Ergebnisse und der Mitte des 19. Jahrhunderts weitgehend stabilen sozialen Schichtung ist der Umstand, dass zwischen beiden Statistiken ein Abstand von neun Jahren liegt, vernachlässigbar.[233] Die Ergebnisse sind auch dann noch verwertbar, wenn zugestanden wird, dass Patienten anhand der Erwerbsangaben der Charité nicht immer einer bestimmten Schicht zugeordnet werden können und die Übergänge zwischen den verschiedenen Gruppen somit fließend waren.[234]

5.4 Berufszweige

Aus den bereits zu Beginn des Kapitels genannten Gründen ist der Versuch, die für einige Charité-Patienten sehr allgemein gefassten Erwerbsangaben,

---

[233] Hachtmann 1997, 70. Die Ergebnisse der Jahrgänge 1840 bis 1849 zeigen keine wesentlichen Unterschiede bezüglich der unterschiedlichen Gruppen.
[234] So ist zum Beispiel nicht eindeutig zu klären, ob eine Person mit der Erwerbsangabe *Direktor* dem Groß- oder dem Kleinbürgertum zugerechnet werden muss.

seien es Arbeitsmänner, Handarbeiterinnen oder im Dienstleistungssektor Beschäftigte, in verschiedene Berufszweige zu unterteilen, nur eingeschränkt möglich. Daran ändert sich auch dann nichts, wenn berücksichtigt wird, dass die Mehrzahl der Arbeitsmänner im Baugewerbe und die Handarbeiterinnen mehrheitlich im Bekleidungs- und Reinigungsgewerbe tätig waren.[235]

Unter diesen Vorbehalten werden die Erwerbsangaben der Charité-Patienten im Folgenden zunächst verschiedenen Berufszweigen zugeordnet. Anschließend erfolgt ein Vergleich der Ergebnisse mit den entsprechenden Angaben der Erwerbstätigen der Berliner Bevölkerung. Damit soll geprüft werden, ob die Verteilung der Berufszweige in beiden Gruppen ähnlich ist. Sollte es dabei zu deutlichen Abweichungen kommen, muss weitergehend gefragt werden, warum die Beschäftigten eines bestimmten Berufszweiges häufiger beziehungsweise weniger häufig in die Charité eingewiesen wurden als dies ihrem Anteil in der erwerbsfähigen Bevölkerung entsprach.

Als Vergleich dient hierbei eine Beschäftigtenstatistik aus dem Jahre 1849, die die Berufe nach verschiedenen Gewerbezweigen quantitativ aufschlüsselt.[236] Mit Hilfe dieser Einteilung kann die Mehrzahl der Charité-Patienten einzelnen Gewerbezweigen zugeordnet werden. Werden die Ergebnisse beider Gruppen in jeweils einer Rangliste geordnet und verglichen, können wesentliche Unterschiede auf einfache Weise dargestellt werden.

Die Statistik aus dem Jahre 1849 unterscheidet zwischen den in der Tabelle 5.5 genannten Gewerben.[237]

---

[235] Büsch 1971, 184.
[236] ebenda, 160.
[237] In der Statistik wird die Anzahl der Beschäftigten pro Gewerbezweig genannt. Die Angaben der Erwerbsstatistik werden als Orientierung zum Vergleich mit den Erwerbsangaben der Charité-Patienten verwendet. Die in der zeitgenössischen Statistik genannten Zahlen für die Elektroindustrie, Land- und Forstwirtschaft, Fischerei, Handel, Dienstleistungen und Soldaten waren deutlich geringer als die für die anderen Gewerbe genannten und werden zur Wahrung der Übersicht in der Tabelle nicht erwähnt.

Tabelle 5.5
Erwerbszweige in Berlin: Anzahl der Beschäftigten / Rangfolge dieser Erwerbszweige in der Berliner Bevölkerung und der Charité

Erwerbszweig	Anzahl der Beschäftigten 1849	Rangfolge Berlin 1849	Charité 1854
Bekleidungsgewerbe	21.538	1	1
Textilgewerbe	19.160	2	4
Baugewerbe	14.556	3	2
Holz- und Schnitzstoffverarbeitung	7.987	4	3
Maschinen- und Werkzeugbau, Feinmechanik, Optik	6.970	5	6
Nahrungs- und Genussmittelproduktion	6.195	6	5
Eisen-, Stahl- und Metallverarbeitung	4.178	7	7
Lederverarbeitung und Gummifabrikation	2.097	8	8
Druckereigewerbe	2.000	9	9
Papierherstellung	1.408	10	12
Chemische Industrie	1.153	11	11
Fabrikation Steinen, Erden, Glas, Keramik	1.154	11	10

Alle genannten Gewerbezweige zeigen in den darauf folgenden Jahren deutliche, wenn auch unterschiedliche Wachstumstendenzen. Zu einer Stagnation im Wachstum kam es in keiner der genannten Branchen, so dass der Einwand, dass die Angaben nicht im selben Jahr erhoben wurden, verworfen werden kann.[238]

In der Tabelle wurden alle Patienten, die bei der Frage nach dem Erwerb *Arbeitsmann* angaben, dem Baugewerbe zugeordnet. Da dies sicher in der Mehrzahl der Fälle zutrifft, aber einige Arbeitsmänner auch in anderen Berufen tätig waren, wird das Baugewerbe in der Rangfolge der für die Charité-Patienten erstellten Tabelle bevorteilt und eventuell einen Rang zu hoch bewertet. Ähnlich verhält es sich bei den Frauen, die als Erwerb *Handarbeiterin* angaben Sie wurden zu hundert Prozent dem

---

[238] Büsch 1971, 38. Alle in der Tabelle genannten Gewerbe hatten im Jahr 1849 Zuwachsraten, die sich bis 1854 der in ähnlicher Weise fortgesetzt haben dürften. Dabei hatten allerdings vor allem das Baugewerbe und die Bekleidungsindustrie außergewöhnlich hohe Zuwachsraten

Bekleidungsgewerbe zugerechnet. Eine gravierende Verschiebung innerhalb der Rangliste kommt dadurch jedoch nicht zustande.

Wenn die Ergebnisse geschlechtsspezifisch bewertet werden, schiebt sich bei den Männern das Baugewerbe in der Rangfolge auf den ersten Platz während bei den Frauen das Bekleidungsgewerbe auf dem ersten Rang bleibt.

Trotz der zuvor gemachten Einschränkung bei den Arbeitsmännern beziehungsweise den Handarbeiterinnen ist ein Vergleich der beiden Ranglisten möglich. Es zeigt sich dabei, dass die Erwerbsangaben der Charité-Patienten weitgehend die gleiche Verteilung zeigen wie die der erwerbsfähigen Berliner Bevölkerung.

5.5 Zusammenfassung

Die Analyse der Berufsstruktur der Charité-Patienten weist darauf hin, dass sich die männliche Krankenhausklientel an der Charité Mitte des 19. Jahrhunderts weitgehend aus dem Handwerk rekrutierte. Es handelt sich dabei überwiegend um junge Männer, die zwischen 16 und 30 Jahre alt waren. Das größte Kontingent stellen die großen Gewerke (Schneider, Schuhmacher, Tischler, Bäcker und Weber). Eine weitere große Gruppierung sind die Arbeitsmänner, deren Anteil unter der männlichen Charité Klientel rund ein Fünftel beträgt. Hierbei handelt es sich vor allem um wenig qualifizierte Arbeiter, die überwiegend einer Beschäftigung im Baugewerbe nachgingen.

Bei den Frauen dominieren die Handarbeiterinnen, die fast 42 Prozent aller in die Charité aufgenommen Frauen repräsentieren. Auch hierbei handelt es sich überwiegend um unqualifizierte Arbeitskräfte, die zu einem großen Teil im Textil-, Bekleidungs- oder Reinigungsgewerbe arbeiteten. Die zweitgrößte Berufsgruppe stellen mit rund einem Viertel aller Patientinnen die Dienstmägde.

Der Anteil der Invaliden und Patienten aus dem Hospital ist verhältnismäßig gering. Werden die Berufsangaben der Charité-Patienten denen einer Statistik der Berliner erwerbstätigen Bevölkerung gegenübergestellt, zeigen sich keine gravierenden Unterschiede, so dass die Berufsverteilung der Erwerbsfähigen, die zur stationären Behandlung in die Charité eingewiesen wurden, die Verhältnisse außerhalb der Charité im Großen und Ganzen widerspiegeln.

Wird die Familienstruktur der Patienten untersucht, zeigt sich unabhängig vom Geschlecht, dass nur ein Fünftel bis zu einem Viertel aller Patienten verheiratet war.

Die Klientel der Charité des Jahres 1854 bildet somit die Zusammensetzung der Berliner Unterschichten in Bezug auf Familienstand, Berufstätigkeit und Alter weitgehend ab. Während sich die Klientel der Charité jedoch zu über 95 Prozent aus der städtischen Unterschicht rekrutierte, lag deren Anteil in der städtischen Bevölkerung nur bei 80 Prozent. Die Charité darf danach mit Fug und Recht als Krankenhaus für die Berliner Unterschichten bezeichnet werden. Das heißt jedoch nicht, dass die Charité ein *Armen-Krankenhaus* gewesen wäre. Ganz im Gegenteil: die Mehrheit der Charité-Patienten war im Jahr 1854 erwerbstätig, zudem jung und unverheiratet.

6 Die Abteilungen der Charité - Mitte des 19. Jahrhunderts

Mitte des 19. Jahrhunderts wurden die Kranken in der Charité auf zwölf verschiedenen Abteilungen behandelt.[239] Diese räumliche Binnendifferenzierung ist ein weiterer Hinweis darauf, dass die Charité zu diesem Zeitpunkt bereits als ein zeitgemäß modernes Krankenhaus bezeichnet werden kann.

6.1 Anzahl der Abteilungen

Die einzelnen Abteilungen verfügten über die folgende Anzahl Betten:[240]

Tabelle 6.1
Anzahl der Abteilungen / Betten - Charité 1850

Abteilung für	Anzahl Betten		
	gesamt	Frauen	Männer
Innerlich-Kranke	306	177	129
Äußerlich-Kranke (Chirurgie)	194	54	140
Gemüts-Kranke (Geisteskrankheiten)	164	93	71
Krampf-Kranke	36	18	18
Venerisch-Kranke (Geschlechtskrankheiten)	128	65	63
Krätze-Kranke	112	36	76
Kranke Gefangene	86	50	36
Geburtshilfe	66	66	-
Pocken-Kranke	56	24	32
Augen-Kranke	50	25	25
Kranke Kinder	30	16	14
Wohlhabende Kranke*	30	15	15
Charité gesamt	1.258	639	619

*Die Abt. für wohlhabende Kranke befand sich außerhalb der Charité.

---

[239] Esse 1850, 41 ff.
[240] ebenda. Es ist davon auszugehen, dass die für das Jahr 1850 beschriebene Situation auch noch im Jahr 1854 Bestand hatte (in den nachfolgenden Quartalheften wurde nicht über entsprechende Veränderungen berichtet). Diese Annahme wird durch Angaben im statistischen Jahrbuch für das Jahr 1854 bekräftigt. Vgl. Müller 1856, 186.

6.2 Belegung - Anzahl der Patienten pro Abteilung

Auf die Frage, wie viele Patienten im Laufe des Jahres 1854 auf die verschiedenen Abteilungen aufgenommen wurden, gibt die Tabelle 6.2 Auskunft.

Tabelle 6.2
Anzahl der Patienten pro Abteilung - absolut / relativ (in Prozent) - Summe 9.389 (100,1 %)

	Innerlich-Kranke	Venerisch-Kranke	Kranke Gefangene	Krätze-Kranke	Äußerlich-Kranke	Gemüts-Kranke	Kranke Kinder	Augen-Kranke	Pocken-Kranke	Krampf-Kranke	Cholera-Kranke	Geburtshilfe
absolut	2.740	1.931	1.155	1.068	1.043	280	210	181	104	76	15	586
relativ	29,2	20,6	12,3	11,4	11,1	3,0	2,2	2,0	1,1	0,8	0,2	6,2

Bei weiteren sechs Patienten lagen keine Angaben vor, zwei Patientinnen befanden sich auf der Wöchnerinnen-Station.

Nahezu ein Drittel aller Patienten wurde der Inneren Abteilung zugewiesen, ungefähr ein Fünftel aller Patienten der Abteilung für Venerisch-Kranke (Geschlechtskrankheiten, überwiegend Syphilis), etwas mehr als zehn Prozent der Chirurgische Abteilung, der Abteilung für kranke Gefangene und der Abteilung für Krätze-Kranke. Weitere insgesamt zehn Prozent aller Patienten verteilten sich auf die Abteilung für Gemüts-Kranke, die Kinder-Abteilung, die Augen-Abteilung und auf die Abteilungen für Pocken-, Krampf- und Cholera-Kranke. Etwas mehr als sechs Prozent aller Patienten wurde auf die Abteilung für Geburtshilfe eingewiesen.

6.3 Geschlechtsspezifische Betrachtung

Die Tabelle 6.3 weist auf die geschlechtsspezifische Verteilung der einzelnen Abteilungen hin.

Tabelle 6.3
Anzahl der Patienten pro Abteilung: nach Geschlechtern getrennt
(Summe 9.389 – Männer 5.192, Frauen 4.197))

	Innerlich-Kranke	Venerisch-Kranke	Kranke Gefangene	Krätze-Kranke	Äußerlich-Kranke	Gemüts-Kranke	Kranke Kinder	Augen-Kranke	Pocken-Kranke	Krampf-Kranke	Cholera-Kranke	Geburtshilfe
Gesamt	2.740	1.931	1.155	1.068	1.043	280	210	181	104	76	15	586
Männer	1.799	463	898	781	773	130	123	121	58	39	7	0
Frauen	941	1.468	257	287	270	150	87	60	46	37	8	586

Die Unterschiede zeigen sich deutlicher, wenn die Relation der Geschlechter wie folgt dargestellt wird:

Tabelle 6.4
Anzahl der Patienten pro Abteilung: Relation Männer zu Frauen (ohne Geburtshilfe und Wöchnerinnen-Station)

	Innerlich-Kranke	Venerisch-Kranke	Kranke Gefangene	Krätze-Kranke	Äußerlich-Kranke	Gemüts-Kranke	Kranke Kinder	Augen-Kranke	Pocken-Kranke	Krampf-Kranke	Cholera-Kranke
Männer : Frauen	2:1	1:3	3:1	3:1	3:1	1:1	1:1	2:1	1:1	1:1	1:1

Die Männer bildeten in folgenden Abteilungen die Mehrzahl: Innere Abteilung (2:1), Gefangenen-Abteilung (3:1), Abteilung für Krätze-Kranke (3:1) und Chirurgische Abteilung (3:1). Reziprok zu den zuletzt genannten Ergebnissen, gestaltete sich die Verteilung bei den Kranken, die der Abteilung für Venerisch-Kranke zugewiesen wurden. Hier befanden sich die Frauen in der Mehrzahl (3:1). Eine Interpretation dieser Ergebnisse wird im folgenden Kapitel gemeinsam mit der Auswertung der Daten zu den Einweisern und den Angaben zu Alter und Beruf der Patienten vorgenommen.

6.4 Rangfolge

Durch das Erstellen einer Rangfolge für die Bettenkapazität der einzelnen Abteilungen und die Gesamtzahl der Patienten pro Abteilung und Jahr, lässt sich beantworten, ob die Abteilungen mit den meisten Betten über das Jahr betrachtet auch von den meisten Patienten frequentiert wurden.

In der Tabelle 6.5 erfolgt ein Vergleich der Bettenkapazität des Jahres 1850 mit der Belegung des Jahres 1854. Die Daten sind trotz der aus unterschiedlichen Jahren stammenden Angaben vergleichbar, da über diesen Zeitraum keine wesentlichen Veränderungen veranlasst wurden.

Tabelle 6.5
Rangfolge Bettenkapazität pro Abteilung / Patienten pro Abteilung

	Innerlich-Kranke	Venerisch-Kranke	Kranke Gefangene	Krätze-Kranke	Äußerlich-Kranke	Gemüts-Kranke	Kranke Kinder	Augen-Kranke	Krampf-Kranke	Geburtshilfe
Rangfolge Patienten	1	2	3	4	5	7	8	9	10	6
Rangfolge Bettenkapazität	1	4	6	5	2	3	10	8	9	7

Aus der Tabelle ist ersichtlich, dass die Innere Abteilung sowohl die größte Bettenkapazität als auch die meisten Patienten zu versorgen hatte. Die Chirurgie, die bei der Bettenkapazität noch den zweiten Platz belegte, fällt in der Rangfolge der Belegung auf den fünften Platz zurück. Umgekehrt stellt sich das Verhältnis bei der Abteilung für Venerisch-Kranke dar. Von der Bettenkapazität kommt dieser Abteilung nur der vierte Rang zu, in der Rangfolge der behandelten Patienten nimmt sie aber den zweiten Platz ein. Noch deutlicher fällt die Diskrepanz zwischen der Bettenkapazität und den aufgenommenen Patienten aus, wenn die Abteilung für Gemüts-Kranke betrachtet wird. Bei hoher Bettenkapazität (Rang 3) wurden über das Jahr relativ wenig Patienten behandelt (Rang 7). Dies kann bereits an dieser Stelle als Indiz dafür gewertet werden, dass die Gemüts-Kranken sehr lange in der

Charité verweilten, während zum Beispiel die Patienten auf der Abteilung für Venerisch-Kranke deutlich kürzer behandelt wurden. Diese Annahme bestätigt sich, wenn in Kapitel 8 die durchschnittliche Verweildauer pro Abteilung berechnet wird.

6.5 Erwerbsspezifische Betrachtung

Nachdem in den vorausgehenden Abschnitten dieses Kapitels die geschlechtsspezifische Aufnahme der Patienten pro Abteilung dargestellt wurde, soll nun die nach Erwerbsangaben geordnete Verteilung untersucht werden.

6.5.1 Frauen

Werden die Frauen entsprechend ihrer Erwerbsangaben und den verschiedenen Abteilungen gruppiert, zeigt sich, dass fast zwei Drittel aller Handarbeiterinnen auf die Abteilung für Venerisch-Kranke aufgenommen wurden. Das Ergebnis lässt vermuten, dass die Handarbeiterinnen, bei denen es sich zumeist um ungelernte Hilfskräfte mit niedrigem Einkommen handelt, die Prostitution als Nebenerwerbsquelle nutzten.[241]

Etwas mehr als ein Zehntel aller Handarbeiterinnen wurde auf die Abteilung für Geburtshilfe aufgenommen. Bei den Dienstmägden beträgt dieser Anteil fast ein Drittel. Sie repräsentieren damit fast 45 Prozent aller auf die Abteilung für Geburtshilfe eingewiesenen Frauen. Bei keiner der als Handarbeiterin oder als Dienstmagd arbeitenden Frauen findet sich ein Hinweis darauf, dass sie verheiratet waren. Die nicht erwerbstätigen (Ehe)-Frauen, stellen rund 14 Prozent aller zur Abteilung für Geburtshilfe aufgenommenen Frauen.[242]

---

[241] Vgl. Adam 2001, 141.
[242] Besonders erwähnt werden sollen die auf die Abteilung für Geburtshilfe aufgenommenen Witwen (n=17), deren Durchschnittsalter bei 35 Jahren lag.

Tabelle 6.6
Anzahl der Frauen pro Abteilung und Erwerb*

	Innerlich-Kranke	Venerisch-Kranke	Kranke Gefangene	Krätze-Kranke	Äußerlich-Kranke	Gemüts-Kranke	Kranke Kinder	Augen-Kranke	Pocken-Kranke	Krampf-Kranke	Cholera-Kranke	Geburtshilfe	Summe
Handarbeiterinnen	158	1.093	108	100	51	27	0	12	3	6	0	201	1.759
Dienstmägde	294	93	16	39	88	14	0	15	15	8	4	261	847
Ehefrauen	237	67	54	34	59	55	0	15	13	9	1	82	626
Witwen	102	25	24	16	32	15	0	7	2	1	1	17	242
Almosenempfängerin	51	0	1	6	13	1	0	3	0	0	0	0	75
Hospitaliten	12	0	2	0	7	13	0	3	0	5	0	2	44
Lohnhuren	0	161	16	10	0	1	0	0	0	0	0	0	188

* In dieser Tabelle werden nur einige der wichtigsten (Berufs-) Gruppierungen genannt. Bei den (Ehe-)Frauen wurde der Beruf des Ehemanns angegeben. Bei den Handarbeiterinnen lag eine Frau auf der Wöchnerinnen-Station (hier nicht vermerkt). Von den Dienstmägden und den Lohnhuren lagen bei jeweils einer Patientin keine Angaben vor.

6.5.2 Männer

Von den Männern, die bei der Frage nach dem Erwerb *Arbeitsmann* angaben, wurde jeweils rund ein Drittel zur Inneren Abteilung beziehungsweise auf die Abteilung für Gefangene[243] und etwas weniger als ein Fünftel auf die Chirurgie eingewiesen. Während der prozentuale Anteil der Handwerker und der Arbeitsmänner bei den Aufnahmen auf die Innere Abteilung und auf die Gefangenen-Abteilung in etwa gleich groß ist, liegt der prozentuale Anteil der Handwerker bei den auf die Abteilung für Krätze- beziehungsweise Venerisch-Kranke aufgenommenen Männern deutlich über dem der Arbeitsmänner. So wurde fast ein Fünftel aller Handwerker wegen Krätze behandelt, bei den Arbeitsmännern waren es lediglich fünf Prozent.

---

[243] Die Gründe der Inhaftierung lassen sich aus den Angaben der Rezeptionsbücher nicht erheben.

Tabelle 6.7
Anzahl der Männer pro Abteilung und Erwerb*

	Innerlich-Kranke	Venerisch-Kranke	Kranke Gefangene	Krätze-Kranke	Äusserlich-Kranke	Gemüts-Kranke	Augen-Kranke	Pocken-Kranke	Krampf-Kranke	Cholera-Kranke	keine Angabe	Summe
Arbeitsmänner	354	55	340	49	189	8	23	11	3	0	0	1.032
Handwerker	968	255	371	535	380	36	62	32	21	1	6	2.667

* Es wurden nur die beiden größten (Berufs-)Gruppierungen berücksichtigt.

Diese unterschiedliche Präsenz der jeweiligen Berufsgruppe an der Klientel der Krätze-Patienten ist unter anderem damit zu begründen, dass die Handwerker noch die traditionelle Walz pflegten. Die Krätze war zur damaligen Zeit hauptsächlich ein Problem der wandernden Handwerker.[244] In diesem Zusammenhang ist die Verteilung der nach der unterschiedlichen Qualifikation geordneten Handwerksberufe interessant (s. Tabelle 6.8).

Werden die Männer, die bei der Frage nach dem Beruf einen Handwerksberuf angaben, nach der aufnehmenden Abteilung gruppiert, zeigt sich, dass etwas mehr als ein Drittel der Handwerker auf die Innere Abteilung und etwa ein Fünftel auf die Abteilung für Gefangene aufgenommen wurden. Fast ein Zehntel der Handwerker wurde auf die Abteilung für Venerisch-Kranke, und jeweils rund 14 Prozent auf die Abteilung für Krätze-Kranke und die Chirurgische Abteilung aufgenommen.

Wenn diese Patienten zusätzlich anhand der von ihnen angegebenen Qualifikation gruppiert werden, wird ersichtlich, dass Patienten, die einen Meisterberuf ausübten, in über der Hälfte der Fälle auf die Innere Abteilung aufgenommen wurden. Dagegen wurde von den restlichen Gruppierungen (Geselle, Lehrling, Gehilfe, keine Spezifizierung) lediglich jeweils etwa ein Drittel auf dieser Abteilung behandelt.

---

[244] Leidinger 2000, 119.

Tabelle 6.8
Handwerksberufe nach Qualifikation und Abteilung geordnet - relativ (in Prozent)

	Innerlich-Kranke	Venerisch-Kranke	Kranke Gefangene	Krätze-Kranke	Äusserlich-Kranke	Gemüts-Kranke	Augen-Kranke	Pocken-Kranke	Krampf-Kranke	Cholera-Kranke
alle Handwerker	36,4	9,2	13,9	20,1	14,3	1,4	2,3	1,2	0,8	0,04
Meister	50,4	5,5	11,0	6,3	11,8	7,1	2,4	0,8	3,9	0,8
Gesellen	35,4	10,2	13,5	21,9	14,4	0,6	2,2	1,3	0,5	0
Lehrlinge	35,9	5,3	2,9	28,2	22,4	0	1,8	1,8	1,8	0
Gehilfe	30,3	15,2	7,6	21,2	16,7	3,0	6,1	0	0	0
ohne Spezifizierung*	39,0	8,0	27,7	7,6	8,7	4,5	3,0	0,8	0,8	0

* Es findet sich kein Hinweis darauf, ob diese Patienten als Meister, Geselle, Lehrling oder Gehilfe beschäftigt waren. Durch Aufrundung der Einzelergebnisse auf eine Dezimalstelle schwankt die Summenangabe zwischen 99,3 und 100,1%.

Als weitere Auffälligkeit bei den Meistern zeigt sich, dass sie bei den Krätze-Kranken mit etwas mehr als sechs Prozent im Vergleich zu den restlichen Gruppierungen eine eher untergeordnete Rolle einnehmen (von den Gesellen, Lehrlingen und Gehilfen wurden jeweils etwas mehr als ein Fünftel aller Handwerker auf die Krätze-Abteilung aufgenommen). Diese Ergebnisse stützen die zuvor geäußerten Annahmen, dass die Krätze vornehmlich ein Problem der wandernden Handwerksgesellen war.

Tabelle 6.9
Anzahl der Handwerker pro Einweiser - absolut n=2.667 / relativ=101,1 (in Prozent)

	Polizei-Präsidium	Armen-Ärzte	Armen-Kommission	auf eigene Meldung	Gewerke	Maschinenbau	Stadt-Ärzte	Arbeitshaus	Polizei-Arrest	Kreisgericht	Polizei-Kommissare	Andere
absolut	524	348	24	374	999	56	239	22	25	21	12	23
relativ	19,6	13,1	0,9	14,0	38,5	2,1	9,0	0,8	0,9	0,8	0,5	0,9

Rund ein Fünftel aller Patienten, die bei Aufnahme einen Handwerksberuf angaben, wurden über das Polizei-Präsidium eingewiesen. Die Armen-Ärzte und die Armen-Kommission wiesen rund 14 Prozent dieser Klientel ein, ebenso viele kamen auf eigene Meldung. Von den Stadt-Ärzten wurde rund ein Zehntel aller Handwerker eingewiesen, dabei ist der Anteil der Lehrlinge und der Gehilfen mit rund einem Fünftel überdurchschnittlich groß. Ähnlich hoch liegt der Anteil dieser beiden Gruppierungen auch bei den Patienten, die auf eigene Meldung kamen. Eine weitere Auffälligkeit zeigt sich bei den Lehrlingen, die bei der Einweisung durch die Armen-Ärzte überproportional stark vertreten waren, während ihr Anteil bei den über das Polizei-Präsidium eingewiesenen Patienten deutlich niedriger als der Durchschnitt liegt. Diese Ergebnisse verdeutlichen, dass im Jahr 1854 Lehrlinge und Gehilfen oft nicht gegen Krankheit versichert waren, während dies bei den Gesellen zu dieser Zeit eher schon die Regel war.

Tabelle 6.10
Anzahl der Handwerker pro Einweiser nach Qualifikation geordnet

	Polizei-Präsidium	Armen-Ärzte	Armen-Kommission	auf eigene Meldung	Gewerke	Maschinenbau	Stadt-Ärzte	Arbeitshaus	Polizei-Arrest	Kreisgericht	Polizei-Kommissare	Andere*	Summe
absolut	524	348	24	374	999	56	239	22	25	21	12	23	2.667
Meister	12	57	4	14	0	1	11	2	1	6	1	3	112
Gesellen	413	135	9	250	970	28	162	14	20	13	6	11	2.031
Lehrlinge	8	64	3	57	0	3	35	0	1	0	2	0	173
Gehilfe	8	6	1	17	16	0	13	1	1	0	0	2	65
ohne Spezifizierung	83	86	7	36	13	24	18	5	2	2	3	7	286

6.6 Zusammenfassung

Im Jahr 1854 wurden die Patienten der Charité auf insgesamt zwölf unterschiedlichen Abteilungen behandelt. Dies weist auf die bereits vollzogene räumliche Binnendifferenzierung innerhalb der Institution Charité hin und kann als Kennzeichen eines modernen Krankenhauses betrachtet werden.

Wenn die Abteilungen nach der Anzahl der aufgenommenen Patienten geordnet werden, ergibt sich folgende Rangfolge (Anteil jeweils in Prozent): Innere Abteilung (29,2), Abteilung für Venerisch-Kranke (20,6), Gefangenen-Abteilung (12,3), Abteilung für Krätze-Kranke (11,4), Chirurgische Abteilung (11,1). Es folgen die Abteilungen für Geburtshilfe (6,2), Gemüts-Kranke (3,0), Augen-Kranke (2,0), Pocken-Kranke (1,1), Krampf-Kranke (0,8) und für Cholera-Kranke (0,2).

Die Belegung der verschiedenen Abteilungen wies geschlechts-spezifische Unterschiede auf. Während auf die Innere Abteilung, die Gefangenen-Abteilung, die Krätze-Abteilung und die Chirurgische Abteilung mehrheitlich Männer aufgenommen wurden, überwiegen auf der Abteilung für Venerisch-Kranke die Frauen, ein Hinweis darauf, dass im Rahmen des damals gültigen Sanitätsgesetzes[245] und den Bordellkontrollen vor allem Frauen aufgrund einer sanitätspolizeilichen Indikation eingewiesen wurden.

Deutliche Unterschiede traten auch bei den Erwerbsangaben auf. Beispielsweise handelt es sich bei den auf die Abteilung für Venerisch-Kranke aufgenommenen Frauen mehrheitlich um Handarbeiterinnen. Als Begründung ist unter anderem anzunehmen, dass zahlreiche Handarbeiterinnen nebenberuflich der Prostitution nachgingen.[246] Die Handarbeiterinnen sind gemeinsam mit den Dienstmägden auch bei den auf die Abteilung für Geburtshilfe aufgenommen Frauen am häufigsten vertreten

---

[245] Münch 1995, 137. Die „Sanitäts-Polizeilichen Vorschriften bei ansteckenden Krankheiten" (kurz: Sanitätsgesetz) von 1835 waren eine Reaktion auf die vorausgehenden Cholera-Epidemien. Vgl. Hudemann-Simon 2000, 213. Das Gesetz schrieb unter anderem die Einrichtung von ständigen Sanitätskommissionen vor.
[246] Esse 1856, 8. Vgl. http://www.machaon.de/Beruf/Promotion/Syphilis (Stand 9.10.2008); Prostitution im 19. Jahrhundert, 1999, 16; http://oops.uni-oldenburg.de/volltexte/kap1 (Stand 12.11.2009).

und allesamt ledig. Ob dies ein tätigkeitsspezifisches Risiko darstellt (Berichte über sexuelle Übergriffe des Hausherrn liegen vor) lässt sich jedoch nicht im Rahmen einer quantitativen Analyse klären.[247]

Von den Arbeitsmännern und den Handwerkern wurde jeweils rund ein Drittel auf die Innere Abteilung eingewiesen. Bei den auf die Krätze-Abteilung eingewiesenen Patienten zeigt sich für beide Berufsgruppen ein deutlicher Unterschied. Während etwa ein Fünftel aller Handwerker auf diese Abteilung eingewiesen wurde, waren es bei den Arbeitsmännern nur rund fünf Prozent. Ein Grund dürfte die handwerkstypische Walz sein, die mit einem erhöhten Risiko für Krätze einherging, da die Handwerker sich nicht selten zu zweit oder dritt ein Bett teilten. Diese Annahme wird bestärkt, wenn die stationären Aufnahmen der Handwerker nach der jeweiligen Qualifikation getrennt bewertet werden. So wurden zum Beispiel die ortsansässigen Handwerksmeister in weitaus höherem Maße auf die Abteilung für Innere Erkrankungen aufgenommen als dies bei den Gesellen, Lehrlingen und Gehilfen der Fall war. Dagegen wurden die als Meister arbeitenden Handwerker sehr viel seltener auf die Abteilung für Krätze-Kranke eingewiesen.

---

[247] http://www.machaon.de/Beruf/Promotion/Syphilis (Stand 9.10.2008). Über diesen Weg kamen die Dienstmägde unter anderem auch zur Prostitution. Vergl. Prostitution im 19. Jahrhundert, 1999. http://oops.uni-oldenburg.de/volltexte/kap1 (Stand 12.11.2009).

7 Wie kamen die Patienten im Jahr 1854 in die Charité

Obwohl es letztlich die Aufnahmebeamten der Charité waren, die im Aufnahmebüro darüber entschieden, ob ein Patient zur stationären Behandlung aufgenommen oder abgewiesen wurde, müssen dabei auch die einweisenden Instanzen berücksichtigt werden. Deshalb wird dieses Kapitel zunächst der Frage nachgehen auf welchen Wegen und aus welchen Gründen die Patienten in die Charité kamen. Dabei soll insbesondere die Absicht diskutiert werden, die die unterschiedlichen Instanzen mit der Einweisung *ihres* Patienten verfolgten. Es soll geklärt werden, ob die Patienten *freiwillig* oder unter Zwang, zum Beispiel aufgrund von Maßnahmen zur Wahrung der öffentlichen Ordnung, eingewiesen wurden. Hierzu werden die Patienten nach den einweisenden Instanzen kategorisiert.

Durch eine Verknüpfung mit den demographischen Daten der Patienten und den Angaben zum Erwerb soll darüber hinaus beantwortet werden, ob sich die so charakterisierten Patientengruppen nach ihren sozioökonomischen Daten unterscheiden lassen.

Tabelle 7.1
Anzahl der Patienten pro einweisender Instanz

	Polizei-Präsidium	Armen-Kommission Armen-Ärzte	auf eigene Meldung	Gewerke Fabrikkassen	Stadt-Ärzte	Arbeitshaus	Polizei-Arrest	Lohnhuren	Kreisgericht	Polizei-Kommissare	Charité Angehörige	Potsdam	Summe*
Gesamt	2.186	2.089	1.681	1.016	977	324	252	169	103	83	83	71	9.034
Männer	1.024	1.183	774	1.016	563	124	77	0	73	56	32	63	4.985
Frauen	1.162	906	907	0	414	200	175	169	30	27	51	8	4.049

* 363 Patienten wurden in dieser Tabelle nicht berücksichtigt, da sie entweder nur einer sehr kleinen Einweiser-Gruppe angehören (zum Beispiel auswärtige Gemeinden) oder keine Angaben vorliegen.

Fast ein Viertel aller Patienten[248] wurde über das Polizei-Präsidium eingewiesen. Nahezu genauso viele Patienten wurden über die Armen-Kommissionen oder die Armen-Ärzte zugewiesen. Drittstärkste Gruppe ist die Gruppe der Patienten, die auf eigene Meldung kamen. Hier überwiegen die Frauen, wozu vor allem die auf die Abteilung für Geburtshilfe aufgenommenen Patientinnen beitragen. Etwas weniger als ein Zehntel der Patienten wurden über die Gewerke und die Fabrikkassen eingewiesen. In Bezug auf die einweisenden Instanzen belegt diese Gruppe den vierten Rang. Es handelt sich hierbei ausschließlich um Männer. Nur etwas geringer ist die Zahl der Patienten, die von den Stadt-Ärzten eingewiesen wurden. Die restlichen Patienten verteilen sich auf verschieden starke Einweisergruppen, wobei der Anteil pro Gruppe in keinem Fall mehr als zehn Prozent aller Patienten beträgt.

7.1 Auf Veranlassung des Polizei-Präsidiums

Auf Veranlassung des Polizei-Präsidiums wurde fast ein Viertel aller Patienten aufgenommen. Unter den Patienten befanden sich 1.162 Frauen und 1.024 Männer. Allein 1.055 dieser Patienten wurden auf die Abteilung für Venerisch-Kranke aufgenommen. Es handelt sich mehrheitlich um Frauen (956 Frauen, 99 Männer). Ein umgekehrtes Geschlechterverhältnis zeigt sich bei den 804 Patienten, die auf die Abteilung für Gefangene aufgenommen wurden. Hier beträgt der Anteil der Männer fast 90 Prozent (714 Männer, 90 Frauen). Auch unter den über das Polizei-Präsidium eingewiesenen 222 Krätze-Kranken befanden sich mehr Männer als Frauen, ebenfalls bei den 34 Patienten, die auf die Abteilung für äußere Erkrankungen aufgenommen wurden.

---

[248] Die Prozentangaben werden auf die Gesamtzahl der aufgenommenen Patienten bezogen (n=9.397).

Tabelle 7.2
Anzahl der vom Polizei-Präsidium eingewiesenen Patienten pro Abteilung

	Innerlich-Kranke	Venerisch-Kranke	kranke Gefangene	Krätze-Kranke	Äusserlich-Kranke	Gemüts-Kranke	kranke Kinder	Augen-Kranke	Pocken-Kranke	Krampf-Kranke	Cholera-Kranke	Geburtshilfe	Summe
alle Pat.	2.740	1.931	1.155	1.068	1.043	280	210	181	104	76	15	586	9.389
Pol.Pr.	27	1.055	804	222	34	24	1	4	4	1	0	10	2.186
Männer	19	99	714	140	28	16	0	4	4	0	0	0	1.024
Frauen	8	956	90	82	6	8	1	0	0	1	0	10	1.162

Bei rund 90 Prozent der Frauen, die über das Polizei-Präsidium in die Charité eingewiesen wurden, erfolgte die Aufnahme auf die Abteilung für Venerisch-Kranke. Dieses Ergebnis weist darauf hin, dass die Polizei auch im Jahr 1854 regelmäßig Bordellkontrollen durchführte. Fast vier Fünftel dieser Patientinnen gaben bei der Frage nach dem nach dem Erwerb an als Handarbeiterinnen zu arbeiten. Es ist anzunehmen, dass ein nicht geringer Teil dieser Patienten im Nebenerwerb als Prostituierte arbeiteten. Ein hoher Anteil Handarbeiterinnen (62 Prozent) konnte auch bei den Krätze-Kranken und bei den Patienten, die auf die Gefangenen-Abteilung aufgenommen wurden festgestellt werden (etwa 50 Prozent).

Fast 70 Prozent der über das Polizei-Präsidium eingewiesen Männer wurden auf die Gefangenen-Abteilung eingewiesen. Hierbei handelte es sich mehrheitlich nicht um Gefangene im eigentlichen Sinne, sondern um Personen, die sich oft nur kurze Zeit in polizeilichem Gewahrsam befanden, zum Beispiel im Polizei-Arrest. Um welche Delikte es sich handelte, lässt sich aus den Angaben der Rezeptionsbücher nicht entnehmen.

Die Verweildauer aller über das Polizei-Präsidium eingewiesenen Patienten erstreckt sich von zwei bis 566 Tage, dabei liegt die durchschnittliche Verweildauer bei 32 Tagen (arithmetischer Mittelwert) respektive 19 Tage, wenn der Median zur Berechnung verwendet wird. Mehr als zwei Drittel dieser Patienten wurden innerhalb des ersten Monats nach stationärer Aufnahme wieder entlassen. Länger als ein Vierteljahr wurden lediglich 70 Patienten behandelt, davon zehn Patienten länger als ein Jahr. Vier dieser Patienten lagen auf der Abteilung für Gemüts-Kranke, drei Patienten auf der Chirurgischen Abteilung, zwei Patienten auf der Inneren Abteilung und ein Patient auf der Gefangenen-Abteilung. Es handelte sich um sieben Männer und drei Frauen.

Bei den Berufsangaben wurde von den Frauen mehrheitlich die Angabe Handarbeiterin angegeben. Insgesamt 47-mal wurde die Berufsbezeichnung Dienstmagd genannt. Bei den 80 Frauen, die keinen Beruf nannten, wurde in der Mehrzahl der Fälle der Beruf des Ehemanns notiert.

Auf die Frage nach dem Erwerb wurde von den Männern in 355 Fällen Arbeitsmann als Berufsbezeichnung vermerkt. Die große Mehrzahl der restlichen Männer kann verschiedenen Handwerksberufen zugeordnet werden, wobei es sich überwiegend um Gesellen handelte.

Bei den über das Polizei-Präsidium eingewiesenen Patienten dürften bei der Einweisung neben medizinischen Gründen auch die unzureichenden Betreuungsmöglichkeiten von Kranken im Gefängnis eine Rolle gespielt haben.

7.2 Auf Veranlassung der Armen-Kommission und der Armen-Ärzte

Auf Veranlassung der Armen-Kommission und der Armen-Ärzte wurden insgesamt 2.089 Patienten aufgenommen (906 Frauen, 1.183 Männer). Diese Zahl entspricht etwas mehr als einem Fünftel aller in diesem Jahr in die Charité aufgenommenen Patienten. Wenn die Aufnahme durch einen Armen-Arzt veranlasst wurde, erfolgte immer die Nennung des entsprechenden Medizinal-Bezirks. Wurde die Einweisung hingegen durch die Armen-Kommission ausgesprochen, wurde kein Bezirk genannt. Bis auf wenige

Ausnahmen (zehn Patienten) waren die Patienten ortsansässig und gaben einen Wohnsitz in Berlin an.

Tabelle 7.3
Anzahl der von der Armen-Kommission und den Armen-Ärzten eingewiesenen Patienten pro Abteilung

	Innerlich-Kranke	Venerisch-Kranke	kranke Gefangene	Krätze-Kranke	Äusserlich-Kranke	Gemüts-Kranke	kranke Kinder	Augen-Kranke	Pocken-Kranke	Krampf-Kranke	Cholera-Kranke	Geburtshilfe	Summe
alle Pat.	2.740	1.931	1.155	1.068	1.043	280	210	181	104	76	15	586	9.389
Armen-Ärzte /-Komm.	1.180	49	1	157	370	18	168	65	40	30	7	4	2.089
Männer	672	22	0	82	227	5	101	42	13	17	2	0	1.183
Frauen	508	27	1	75	143	13	67	23	27	13	5	4	906

Bei etwas mehr als der Hälfte dieser Patienten erfolgte die Aufnahme auf die Abteilung für Innere Erkrankungen. Etwas weniger als ein Fünftel der Patienten wurde auf die Chirurgische Abteilung aufgenommen. Rund acht Prozent der über die Armen-Kommission beziehungsweise über die Armen-Ärzte eingewiesenen Patienten wurden auf die Kinder-Abteilung und fast ebenso viele auf die Krätze-Abteilung eingewiesen.

Fast die Hälfte der männlichen Patienten, die über die Armen-Kommissionen oder die Armen-Ärzte eingewiesen wurden, gab bei der Frage nach dem Erwerb an, als Arbeitsmann zu arbeiten. Dabei wurde in 161 Fällen vermerkt, dass es sich bei den aufgenommenen Patienten um einen Knaben handelt. In der Mehrzahl dieser Fälle wurde der Beruf des Vaters genannt. Etwas weniger als ein Viertel der Patientinnen arbeitete als Handarbeiterinnen, rund ein Zehntel als Dienstmagd.

Die durchschnittliche Verweildauer der über die Armen-Kommission oder die Armen-Ärzte eingewiesenen Patienten liegt bei 52 Tagen (arithmetische Mittelwert). Etwa die Hälfte der Patienten wurde innerhalb eines Monats wieder entlassen. Länger als ein Vierteljahr befanden sich 356 Patienten in Behandlung, darunter 17 Patienten länger als ein Jahr. Die längste Verweildauer wurde mit 870 Tagen berechnet. Die durchschnittliche Verweildauer all dieser Patienten reduziert sich bei Berechnung mit dem Median auf 30 Tage.[249]

Die in der Tabelle dargestellten Ergebnisse weisen darauf hin, dass die Aufnahme der über die Armen-Kommissionen beziehungsweise die Armen-Ärzte eingewiesen Patienten überwiegend aufgrund einer medizinischen Indikation erfolgte.

Da das Freikontingent der 100.000 Verpflegungstage zur Versorgung der *Armen-Kranken* über das Jahr gerechnet nicht ausreichte, und um Kosten zu sparen, zog es die Berliner Armenbehörde vor, erkrankte Arme möglichst ambulant zu versorgen. Für alle Patienten, die die Armenbehörde dennoch in die Charité einwies, ist anzunehmen, dass eine ambulante Behandlung nicht ausgereicht hätte.

7.3 Auf eigene Meldung

Etwa ein Fünftel aller Patienten wurden aufgrund eigener Meldung aufgenommen (n=1.681). Darunter befanden sich 907 Frauen und 774 Männer. Von den 9.087 Frauen wurden bereits bei Aufnahme 538 Frauen direkt in die Gebäranstalt eingewiesen (s. Tabelle 7.4).

Die größte Einzelgruppe der auf eigene Meldung aufgenommenen Patienten stellten die schwangeren Frauen, die direkt auf die Abteilung für Geburtshilfe aufgenommen wurden. Neben bevölkerungspolitischen Aspekten ist hierbei zu berücksichtigen, dass die Aufnahme der hochschwangeren Frauen auch der medizinischen Ausbildung der Hebammen und der in der Geburtshilfe tätigen Ärzte diente.

---

[249] Verantwortlich hierfür waren die Extremwerte, die beim Median weniger stark ins Gewicht fallen als bei Berechnung mit dem arithmetischen Mittelwert.

Tabelle 7.4
Anzahl der *auf eigene Meldung* aufgenommenen Patienten pro Abteilung

	Innerlich-Kranke	Venerisch-Kranke	kranke Gefangene	Krätze-Kranke	Äusserlich-Kranke	Gemüts-Kranke	kranke Kinder	Augen-Kranke	Pocken-Kranke	Krampf-Kranke	Cholera-Kranke	Geburtshilfe	Summe
alle Pat.	2.740	1.931	1.155	1.068	1.043	280	210	181	104	76	15	586	9.389
auf eig. Meldung	405	184	6	275	199	7	12	36	7	8	4	538	1.681
Männer	230	142	0	220	142	3	6	20	4	5	2	0	774
Frauen	175	42	6	55	57	4	6	16	3	3	2	538	907

Die zweitstärkste Gruppe bilden die Patienten, die auf die Innere Abteilung aufgenommen wurden. Es folgt die Abteilung für Krätze-Kranke und die Abteilung für Venerisch-Kranke. Bei den auf die beiden zuletzt genannten Abteilungen aufgenommenen Patienten handelt es sich mehrheitlich um Männer.

Rund die Hälfte der männlichen Patienten gab bei der Frage nach dem Erwerb einen Handwerksberuf an. Meist waren es Gesellen. Während bei den Patienten, die auf die Innere Abteilungen oder die Chirurgie aufgenommen wurden, lediglich etwa ein Drittel Handwerksgesellen waren, stellten diese auf der Abteilung für Krätze- beziehungsweise Venerisch-Kranke mit etwa zwei Drittel der Patienten einen weit größeren Anteil. Dabei sind die Gesellen und Lehrlinge aus den Berufszweigen der Schneider und der Schuhmacher verhältnismäßig stark vertreten. Der hohe Anteil von Krätze-Kranken an diesen Berufszweigen ist unter anderem auf die besonders beengten Wohn- und Arbeitsverhältnisse der Schneider beziehungsweise der Schuhmacher zurückzuführen.

Außer den Handwerkern wurden 83 Arbeitsmänner auf eigene Meldung aufgenommen. Nahezu gleich groß ist die Zahl derer, die als Hausdiener, Haus- oder Dienstknecht arbeiteten. Die Arbeitsmänner, die auf eigene

Meldung zur Charité kamen, stellen allerdings nur einen geringen Teil der insgesamt über 1.000 aufgenommenen Arbeitsmänner. Dagegen repräsentieren die aus der Berufsgruppe der Dienstboten aufgrund einer eigenen Meldung aufgenommenen Patienten jeweils nahezu die Hälfte ihrer Berufsgruppe.

Frauen, die aufgrund eigener Meldung aufgenommen wurden, gaben in rund der Hälfte der Fälle als Beruf Dienstmagd an. Etwas mehr als ein Viertel der Frauen arbeitete als Handarbeiterin. Sechs Frauen wurden auf die Gefangenen-Abteilung aufgenommen, alle waren Lohnhuren. Bei insgesamt 121 Frauen wurde lediglich der Beruf des Ehemanns notiert.

Die mittlere Verweildauer der auf eigene Meldung aufgenommenen Patienten beträgt mit dem arithmetischen Mittelwert berechnet 31 Tage. Bei der Verweildauer fällt die große Spannweite auf. Sie erstreckt sich von einem Tag bis knapp drei Jahre. Wenn der Median benutzt wird, fällt die Verweildauer auf 16 Tage ab. Nahezu ein Drittel der auf eigene Meldung aufgenommenen Patienten wurde innerhalb der ersten vier Wochen nach der Aufnahme wieder entlassen. Eine nicht geringe Anzahl befand sich über ein Vierteljahr in stationärer Behandlung (n=115). 29 Patienten wurden länger als ein halbes Jahr und acht Patienten über ein Jahr behandelt. Als Extremwert wurde eine Verweildauer von 1.037 Tagen notiert. Es handelt sich um einen 43 Jahre alten Arzt aus Berlin, der auf der Abteilung für Innere Erkrankungen behandelt und verpflegt wurde.

Eine stationäre Aufnahme, die aufgrund einer eigenen Meldung erfolgte, bedeutete nicht zwangsläufig, dass diese Patienten für die Kosten ihrer Behandlung aufkommen mussten. Für einen Großteil dieser Patienten wurden die Kosten von der Kommune erstattet.

7.4 Gewerke-Kassen

Etwas mehr als ein Zehntel aller Patienten wurde über die Gewerke eingewiesen (n=1.016). Diese Zahl entspricht fast einem Fünftel der männlichen Patienten. In über der Hälfte der Fälle wurden diese Patienten auf die Abteilung für Innere Erkrankungen aufgenommen. Etwa ein Fünftel der Patienten wurde auf die Chirurgische Abteilung eingewiesen, darauf folgen die auf die Krätze-Abteilung aufgenommen Patienten, die in der Belegungsstatistik den dritten Rang einnehmen.

Tabelle 7.5
Anzahl der durch die Gewerke und Fabrikkassen eingewiesenen Patienten pro Abteilung

	Innerlich-Kranke	Venerisch-Kranke	kranke Gefangene	Krätze-Kranke	Äusserlich-Kranke	Gemüts-Kranke	kranke Kinder	Augen-Kranke	Pocken-Kranke	Krampf-Kranke	Cholera-Kranke	Geburtshilfe	Summe
alle Pat.	2.740	1.931	1.155	1.068	1.043	280	210	181	104	76	15	586	9.389
Gewerk	576	15	0	165	206	0	0	35	15	4	0	0	1.016

Bis auf zwei Ausnahmen waren die Männer, die über die Gewerke eingewiesen wurden, in einem Handwerksberuf tätig. Wenn nach der weiteren Berufsqualifikation gefragt wurde, gaben die Patienten in fast allen Fällen an, als Geselle zu arbeiten.

Die durchschnittliche Verweildauer liegt unter Verwendung des arithmetischen Mittelwerts bei 29 Tagen, bei Berechnung mit dem Median bei 17 Tagen und erstreckt sich von einem bis 404 Tagen. Nahezu die Hälfte der Patienten wurde innerhalb von 14 Tagen wieder entlassen, davon insgesamt 685 Patienten innerhalb der ersten vier Wochen. Länger als ein Viertel Jahr wurden lediglich 71 Patienten behandelt.

Bei Bewertung der Verweildauer der von den Gewerken eingewiesenen Patienten muss, wie bei den anderen Instanzen auch, die deutlich unterschiedliche Verweildauer pro Abteilung beachtet werden. So wurden zum Beispiel Patienten, die auf die Innere Abteilung aufgenommen wurden, im Durchschnitt 21 Tage behandelt, auf der Chirurgischen Abteilung 36 Tage.[250] Im Vergleich mit den beiden zuletzt genannten Abteilungen wurden die Krätze-Kranken nur kurz behandelt. Hier liegt der arithmetische Mittelwert bei sechs Tagen.

7.5 Fabrikkassen

Bei 100 Patienten wurde die Aufnahme durch eine Fabrikkasse veranlasst. Die Aufnahme erfolgte zur Hälfte auf die Abteilung für Innere Krankheiten. Jeweils ein Fünftel der Patienten wurde auf die Chirurgische Abteilung beziehungsweise auf die Abteilung für Venerisch-Kranke eingewiesen. Auffällig ist, dass der Abteilung für Krätze-Kranke nur vier Patienten zugewiesen wurden.

Nahezu die Hälfte der 100 Patienten, die über die Fabrikkasse aufgenommen wurden, gab als Beruf Arbeitsmann an. Weitere häufig genannte Bezeichnungen waren: Schlossergesell, Schmiedegesell, Maschinenbauer und Former. Vereinzelt genannt wurden: Bäckermeister, Böttchergesell, Schuhmacher. Diese für eine Arbeit in der Fabrik eher nicht typischen Ausbildungen sind ein Hinweis darauf, dass die frühe Phase der Industrialisierung von Arbeitskräften aus dem Handwerk getragen wurde.

Das Durchschnittsalter der über die Fabrikkassen eingewiesenen Patienten liegt bei 32 Jahren. Die durchschnittliche Verweildauer wurde mit 32 Tagen (arithmetischer Mittelwert) beziehungsweise mit 24 Tagen (Median) berechnet.

---

[250] Beide Male wird der arithmetische Mittelwert verwendet.

7.6 Auf Veranlassung der Stadt-Ärzte

Auf Veranlassung der Stadt-Ärzte wurden insgesamt 977 Patienten aufgenommen, 414 Frauen und 563 Männer. Davon wurde etwa ein Drittel der Patienten auf die Innere Abteilung eingewiesen. Weitere Abteilungen mit häufigen Einweisungen waren: Abteilung für Venerisch-Kranke (n=178), Abteilung für Krätze-Kranke (n=161), Abteilung für Gemüts-Kranke (n=149) und die Chirurgische Abteilung (n=116). Auf die Abteilung für Gefangene erfolgte in neun Fällen eine Einweisung, dabei handelte es sich in allen Fällen um Lohnhuren.

Tabelle 7.6
Anzahl der durch die Stadt-Ärzte eingewiesenen Patienten pro Abteilung

	Innerlich-Kranke	Venerisch-Kranke	kranke Gefangene	Krätze-Kranke	Äusserlich-Kranke	Gemüts-Kranke	kranke Kinder	Augen-Kranke	Pocken-Kranke	Krampf-Kranke	Cholera-Kranke	Geburtshilfe	Summe
alle Pat.	2.740	1.931	1.155	1.068	1.043	280	210	181	104	76	15	586	9.389
Stadt-Ärzte	310	178	9	161	116	149	4	15	17	14	2	2	977
Männer	141	126	0	128	78	65	4	4	9	6	2	0	563
Frauen	169	52	9	33	38	84	0	11	8	8	0	2	414

Wie bereits zuvor bei den Patienten, die auf eigene Meldung aufgenommen wurden, fällt bei der geschlechtsspezifischen Bewertung auf, dass auf die Abteilungen für Venerisch-Kranke beziehungsweise auf die Abteilung für Krätze-Kranke deutlich mehr Männer als Frauen eingewiesen wurden.

Bei den Frauen wurde bei der Frage nach dem Erwerb von etwa der Hälfte aller Patientinnen die Angabe Dienstmagd gemacht. Weitere rund zwölf Prozent der Frauen gaben an, als Handarbeiterin zu arbeiten. Rund 18

Prozent der Frauen hatten anstelle eines eigenen Berufs den Beruf des Ehemanns angegeben.

Die mittlere Verweildauer liegt bei 58 Tagen (arithmetischer Mittelwert). Dabei kann eine große Spannweite nachgewiesen werden. Am längsten hielt sich eine 33 jährige Frau auf der Abteilung für Gemüts-Kranke auf (1.003 Tage). Ohne diesen Extremwert zu berücksichtigen ergibt sich für die mit dem Median berechnete mittlere Verweildauer ein Wert von 24 Tagen. Die im Vergleich mit den anderen Einweisern relativ hohe Verweildauer lässt sich unter anderem damit begründen, dass durch die Stadt-Ärzte relativ viele Patienten auf die Abteilung für Gemüts-Kranke eingewiesen wurden (n=149) und die Verweildauer der auf die Abteilung für Gemüts-Kranke eingewiesenen Patienten im Jahresschnitt deutlich über der aller anderen Abteilungen lag.

7.7 Arbeitshaus

Aus dem Berliner Arbeitshaus[251] wurden 324 Patienten in die Charité verlegt. Das waren dreieinhalb Prozent aller im Jahre 1854 in die Charité aufgenommenen Patienten. Darunter befanden sich 200 Frauen und 124 Männer. Etwas mehr als die Hälfte dieser Patientenwurde auf die Abteilung für Gefangene aufgenommen. Dieser Umstand weist darauf hin, dass das Arbeitshaus Mitte des 19. Jahrhunderts ein Ort der Verwahrung war. Zur Abteilung für Venerisch-Kranke wurden 41 Patienten verlegt. Dabei handelt es sich nahezu ausschließlich um Frauen. Sie waren mehrheitlich als Handarbeiterinnen beschäftigt.

---

[251] Die Ursprünge der Arbeitshäuser reichen in Deutschland bis in das 17. Jahrhundert zurück. Sie dienten als polizeiliche Arbeitserziehungs- und Korrekturanstalten der sozialen Disziplinierung und wurden zu Zwecken der Armenfürsorge eingesetzt. Vgl. Irmer; Reischl 2008.

Ein Drittel der Frauen gab bei Aufnahme an, als Handarbeiterin beschäftigt zu sein. Bei insgesamt 36 Frauen wurde anstelle einer eigenen Erwerbsangabe die Berufsangabe des Ehemannes angegeben. Fast ein Viertel der vom Arbeitshaus eingewiesenen Männer waren Arbeitsmänner.

Unter den Patienten befanden sich 57 Kinder, die jünger als 15 Jahre waren, darunter 16 Säuglinge. 14 Mädchen wurden gemeinsam mit der Mutter aus dem Arbeitshaus zur Charité verlegt, zumeist auf die Abteilung für Gefangene. Aus den Rezeptionsbüchern geht nicht hervor, ob in diesen Fällen die Mutter als Kranke zur stationären Behandlung verlegt wurde oder aber die Mutter das kranke Kind begleitete.

Die Verweildauer der aus dem Arbeitshaus aufgenommenen Patienten fällt recht unterschiedlich aus und erstreckt sich von zwei Tagen bis maximal 286 Tage. Der arithmetische Mittelwert liegt bei 40 Tagen, der Median wurde mit 27 Tagen berechnet. Zwei Drittel der Patienten wurden bereits innerhalb des ersten Monats nach stationärer Aufnahme wieder entlassen. Etwas mehr als ein Drittel der Patienten wurden nach der Behandlung in der Charité in das Arbeitshaus zurückverlegt. In über der Hälfte der Fälle wurden bei der Entlassung keine Angaben zum Wohnsitz gemacht.

Die Tatsache, dass etwas mehr als die Hälfte der aus dem Arbeitshaus verlegten Kranken auf die Gefangenen-Abteilung der Charité verlegt wurde, lässt darauf schließen, dass diese Personen aufgrund von Delikten im Arbeitshaus untergebracht waren.

7.8 Polizei-Arrest / Kriminal-Gefangene und Kreisgericht

Aus dem Polizei Arrest wurden 175 Frauen und 77 Männer in die Charité eingewiesen. Bis auf vier Patienten stammten alle aus der Stadtvogtei.[252] Die

---

[252] Notz 1992, 60 bis 63. Notz beschreibt auf Grundlage der Schilderungen Laubes die Lage und die Funktion der Stadt- und der Hausvogtei. Demnach befand sich die Stadtvogtei im hinteren des königlichen Polizeipräsidiums. Eingesperrt wurden dort Bürger ohne besonderen Stand und Rang, *gewöhnliche Spitzbuben*, für die das Stadtgericht zuständig war.

Männer wurden mehrheitlich auf die Abteilung für Gefangene aufgenommen. Dahingegen wurden drei Viertel der Frauen auf die Abteilung für Venerisch-Kranke eingewiesen. Es ist anzunehmen, dass bei diesen Patienten während der Inhaftierung eine Erkrankung festgestellt wurde, die eine Behandlung in der Charité erforderlich machte. Mehrheitlich hat es sich dabei vermutlich nicht um Gefangene im eigentlichen Sinn gehandelt, sondern um Personen, die im Rahmen von Maßnahmen zur Wahrung der öffentlichen Ordnung oder aufgrund von sanitätspolizeilichen Maßnahmen nur kurze Zeit inhaftiert waren.

Als Kriminal-Gefangene wurden vier Frauen auf die Abteilung für Gefangene aufgenommen. Sie befanden sich zuvor in der Stadtvogtei. Alle vier Frauen waren schwanger. Die Geburt erfolgte im weiteren Verlauf der stationären Behandlung in der Charité.

Über das Kreisgericht wurden 73 Männer und 30 Frauen aufgenommen. Sie befanden sich zuvor ohne Ausnahme in der Hausvogtei.[253] 76 dieser Patienten wurden auf die Abteilung für Gefangene aufgenommen.

7.9   Auf Veranlassung der Polizei-Kommissare

Von den Kommissaren der Polizei wurden der Charité 27 Frauen und 56 Männer zugewiesen. Dabei erfolgte die Aufnahme überwiegend auf die Innere und Chirurgische Abteilung. Bei den Berufsangaben fällt als Besonderheit auf, dass sich unter den Patienten 17 Schutzmänner befanden, die allesamt auf der Inneren Abteilung behandelt wurden.

7.10   Lohnhuren

Insgesamt 169 Lohnhuren wurden auf Veranlassung der Hurenkasse aufgenommen. 160 der 169 Patientinnen wurde auf die Abteilung für Venerisch-

---

[253] In der Hausvogtei wurden (im Gegensatz zur Stadtvogtei) Personen des gehobenen Standes eingesperrt. Sie unterstanden der Gerichtsbarkeit des Kammer- beziehungsweise des Kreisgerichts.

Kranke aufgenommen. Die Verweildauer erstreckt sich von zwei bis 167 Tage: Sie beträgt im Durchschnitt 30 Tage (arithmetischer Mittelwert) beziehungsweise 22 Tage (Median). Am längsten wurde eine Lohnhure behandelt, die nach der Aufnahme auf die Abteilung für Venerisch-Kranke zur Gebäranstalt verlegt wurde.

7.11 Charité-Angehörige, Auswärtige und Potsdamer

Neben den zuvor genannten Institutionen ergibt die nach der einweisenden Instanz vorgenommene Einteilung noch weitere, zumeist zahlenmäßig kleinere, Gruppierungen. Von dieser Klientel sollen zunächst die Kranken genannt werden, die bei der Frage nach ihrem Wohnort die Charité angaben und dort beschäftigt waren. Es handelt sich um insgesamt 83 Patienten, 51 Frauen und 32 Männer. Bei der Frage nach dem Erwerb wurde die Berufsbezeichnung Wärterin beziehungsweise Wärter am häufigsten genannt (n=29). Auch Hausknecht (n=22) und Hausmädchen (n=21) wurden öfter angegeben. Außerdem wurden notiert: Hebammenschülerin (n=8), Kehrfrau (n=1) und Unterarzt (n=2). Die Aufnahme erfolgte überwiegend auf die Abteilung für Innere Erkrankungen (n=59). Die Aufenthaltsdauer variiert zwischen vier und 467 Tagen. Die höchste Verweildauer von 467 Tagen nimmt eine als Hausmädchen beschäftigte 22-jährige Frau in Anspruch, die über die gesamte Zeit auf der Abteilung für Krampf-Kranke behandelt und nach der stationären Behandlung wieder in der Charité wohnte.

Eine weitere Gruppierung stellt der Personenkreis dar, der auf Veranlassung einer auswärtigen Gemeinde, eines Magistrats oder eines Bürgermeisters in die Charité eingewiesen wurde. Es handelt sich dabei um rund 60 Kranke. Als Gemeinden wurden unter anderem genannt: Alt-Schöneberg, Alt-Moabit, Charlottenburg, Rixdorf und Spandau. Nahezu die Hälfte dieser Patienten wurde auf die Innere Abteilung eingewiesen.

Aus Potsdam wurden 71 Patienten aufgenommen (63 Frauen und acht Männer). Bis auf 14 Frauen, die auf die Gebäranstalt eingewiesen wurden, erfolgte die Aufnahme ausschließlich auf die Abteilung für Venerisch-Kranke. Dies ist mit dem Abkommen zu erklären, aufgrund dessen in Potsdam wohnende Kranke in die Charité aufgenommen werden konnten, wenn in Potsdam keine entsprechende Behandlung möglich war.[254]

7.12 Zusammenfassung

Um im Jahre 1854 in die Charité zur stationären Behandlung aufgenommen zu werden, wurde in der Regel eine Einweisung benötigt. Diese konnte durch unterschiedliche Instanzen ausgestellt werden. Das Polizei-Präsidium wies allein ein Viertel aller Patienten ein und war damit die größte Einweisungsinstanz. Dies ist ein weiterer Beleg für die aktive Rolle der Polizeibehörden im Berliner Armen- und Gesundheitswesen zur Mitte des 19. Jahrhunderts.[255] Etwa ein Drittel aller Patienten wurde von den Armen-Ärzten, den Armen-Kommissionen und den Stadt-Ärzten eingewiesen.

Fast ein Fünftel aller Patienten wurde ohne Einweisung, das heißt auf eigene Meldung, aufgenommen. Etwas mehr als ein Zehntel aller Patienten gelangte über die Gewerke zur stationären Aufnahme. Weitere Einweisungen mit allerdings deutlich geringeren Patientenzahlen wurden über das Arbeitshaus oder von den Justizbehörden veranlasst, so zum Beispiel durch das Kreisgericht. Auch aus dem Polizei-Arrest, dem Kriminalgefängnis und der Stadtvogtei wurden Patienten eingewiesen. Es dürfte sich hierbei hauptsächlich um kranke Gefangene gehandelt haben, die in den Einrichtungen der Justiz nicht adäquat versorgt oder betreut werden konnten. Die Mehrzahl dieser Patienten wurde nach der Behandlung in der Charité wieder in die entsprechende Einrichtung zurückverlegt. Die Einweisung von

---

[254] Esse 1850, 528.
[255] Münch 1995, 113.

Kranken aus Potsdam oder anderweitigen Ortschaften spielt bei Bewertung der Gesamtklientel eine eher untergeordnete Rolle (siehe Tabelle 7.7).

Eine Kategorisierung der Patienten, die sowohl die einweisenden Instanzen als auch die aufnehmenden Abteilungen berücksichtigt, erlaubt Rückschlüsse auf die Intention, die der stationären Einweisung zugrunde lag. Da keine Einweisungsdiagnosen vorliegen, kann diese Einteilung allerdings nur näherungsweise erfolgen.

Tabelle 7.7
Anzahl der Patienten pro einweisender Instanz und Abteilung *

Abteilung für	Polizei-Präsidium	Armen-Kommission Armen-Ärzte	auf eigene Meldung	Gewerke Fabrikkassen	Stadt-Ärzte	Arbeitshaus	Polizei-Arrest	Lohnhuren	Summe*
	2.186	2.089	1.681	1.016	977	324	252	169	8.694
Innerlich-Kranke	27	1180	405	576	310	25	0	0	2.523
Äußerlich-Kranke	34	370	199	206	116	13	0	0	938
Gemüts-Kranke	24	18	7	0	149	29	2	0	229
Krampf-Kranke	1	30	8	4	14	7	0	0	64
Pocken-Kranke	4	40	7	15	17	5	0	0	88
Augen-Kranke	4	65	36	35	15	5	0	0	160
Cholera-Kranke	0	7	4	0	2	0	0	0	13
Kranke Kinder	1	168	12	0	4	15	0	0	200
Geburtshilfe	10	4	538	0	2	7	0	0	561
Kranke Gefangene	804	1	6	0	9	168	81	1	1.070
Geschlechts-Kranke	1.055	49	184	15	178	41	145	160	1.827
Krätze-Kranke	222	157	275	165	161	9	24	8	1.021

* In dieser Tabelle wurden nicht berücksichtigt: 71 Patienten aus Potsdam, 83 Charité-Angehörige, 103 Patienten vom Kreisgericht und 83 Patienten, die von den Polizei-Kommissaren eingewiesen wurden. Außerdem blieben 363 Patienten unberücksichtigt, die jeweils kleineren Einweisungsgruppen zugehörig sind oder für die keine genauen Angaben vorliegen.

Patienten, die auf eigene Meldung zur Charité kamen, dürften überwiegend aufgrund einer medizinischen Indikation aufgenommen worden sein. Die gleiche Indikation ist für die Mehrzahl der über die Armen-Kommissionen und der Armen-Ärzte eingewiesenen Patienten anzunehmen.

Bei den über die Stadt-Ärzte und die Gewerke eingewiesenen Patienten dürfte ebenfalls eine medizinische Indikation vorgelegen haben. Dies trifft auch für die aus dem Arbeitshaus und dem Polizei-Arrest verlegten Patienten zu. Dagegen liegen bei den über das Polizei-Präsidium eingewiesenen Patienten vermutlich mehrheitlich sanitätspolizeiliche Absichten oder Maßnahmen zur Wahrung der öffentlichen Ordnung vor.

8 Verweildauer - Charité 1854

Nachdem im letzten Kapitel die Zugangswege der Patienten erläutert wurden, steht in diesem Kapitel die Verweildauer der Patienten im Mittelpunkt des Interesses. Dabei kann eine für einzelne Abteilungen unterschiedliche Verweildauer, die sich kongruent zu den zeitgenössischen Behandlungskonzepten verhält, als Kriterium für ein modernes Krankenhaus angesehen werden. Wenn sich dies in den folgenden Kapiteln für das Untersuchungsjahr nachweisen lässt, ist ein weiterer Beweis dafür erbracht, dass die Charité im Jahr 1854 die Voraussetzungen für ein zeitgemäß modernes Krankenhaus erfüllt hat.

8.1 Verweildauer allgemein

Die Verweildauer eines Patienten entspricht den für diesen Patienten angegebenen Verpflegungstagen. Anhand der in den Aufnahmebüchern für jeden Patienten einzeln angegebenen Verpflegungstage, kann die jeweilige Verweildauer problemlos berechnet werden.

Für Patienten, die nicht im Aufnahmejahr entlassen wurden, müssen zur Berechnung der Verweildauer die Verpflegungstage der darauf folgenden Jahre mit berücksichtigt werden. Dies ist möglich, da in den Aufnahmebüchern des Jahres 1854 für jeden Patienten das ihm entsprechende Entlassungsdatum vermerkt wurde. Bei den Frauen wurden 25.500 Tage, bei den Männern 36.543 Tage und bei den in der Charité geborenen Kindern 535 Tage für das Jahr 1855 beziehungsweise 1856 übertragen.

Für die im Jahr 1854 aufgenommenen Patienten wurden nach eigenen Untersuchungen insgesamt 387.547 Verpflegungstage berechnet (Frauen 181.944 Tage, Männer 195.350 Tage). Die Gesamtzahl der Verpflegungstage für die im Jahr 1854 in der Charité geborenen Kinder liegt bei 10.253 Tagen.

Tabelle 8.1
Anzahl der Verpflegungstage für die 1854 aufgenommenen Patienten und der 1854 in der Charité geborenen Kinder

	Anzahl Patienten	Verpflegungstage
Gesamt	9.975	387.547
Männer	5.195	195.350
Frauen	4.202	181.944
Kinder	578	10.253

*Berücksichtigt wurden auch die Verpflegungstage der Patienten für die Jahre 1855 / 1856.

Die mittels des arithmetischen Mittelwerts berechnete durchschnittliche Verweildauer der Männer liegt bei 37,6 Tagen, die der Frauen bei 43,3 Tagen.

Tabelle 8.2
Durchschnittliche Verweildauer (Tage) der im Jahr 1854 aufgenommenen Patienten [256]

	Gesamt	Männer	Frauen
arithmetischer	40,15	37,60	43,30
Median	21	19	26

Ob es sich bei der um fast sechs Tage höher gelegenen Verweildauer der Frauen um einen geschlechtsspezifischen Trend handelt oder der Unterschied zu dem für die Männer berechneten Wert durch eine für eine einzelne Abteilung verhältnismäßig lange Verweildauer verursacht wurde, wird nachfolgend erörtert.

8.2 Verweildauer pro Abteilung

Im Jahr 1854 wurden insgesamt 373 Patienten während des stationären Aufenthalts von einer Abteilung auf eine andere verlegt. Da in der Mehrzahl der Fälle das genaue Verlegungsdatum nicht notiert wurde, bleibt in diesen Fällen unklar, wie viele Tage sich der Patient bereits in stationärer

---

[256] Die unterschiedlichen Ergebnisse bei Verwendung des arithmetischen Mittelwerts beziehungsweise des Medians ergeben sich daraus, dass sich im Gegensatz zum arithmetischen Mittel bei Verwendung des Medians sogenannte Ausreißer, hier Patienten mit extrem kurzer oder langer Verweildauer, weniger stark auf das Gesamtergebnis auswirken als beim arithmetischen Mittelwert. Da vergleichbare Arbeiten in der Regel den arithmetischen Mittelwert verwenden, wird dieser auch für die nachfolgenden Untersuchungen als Referenzwert verwendet.

Behandlung befand bevor er verlegt wurde. Zur exakten Berechnung der Verweildauer pro Abteilung hätten diese Patienten von der Gesamtzahl der im Jahr 1854 aufgenommenen Patienten abgezogen und von den Berechnungen ausgeschlossen werden müssen. Um eine Datenreduktion, die sich durch diese Subtraktion ergeben hätte, zu vermeiden, wurden die Patienten in den nachfolgenden Untersuchungen der Abteilung gutgeschrieben, auf die der Patient zuerst aufgenommen wurde.

Die durchschnittliche Verweildauer der 9.397 Patienten liegt bei 40,15 Tagen. Dabei konnten zwischen den Abteilungen deutliche Unterschiede festgestellt werden. Am geringsten war die Verweildauer mit 8,76 Tagen bei den Krätze-Kranken, am höchsten bei den Gemüts-Kranken mit 168,63 Tage. Wird die Verweildauer pro Abteilung geschlechtsspezifisch aufgeschlüsselt, zeigt sich, dass die Frauen in nahezu allen Abteilungen länger als die Männer stationär behandelt wurden. Lediglich bei der Abteilung für Gemüts-Kranke kam es zu einer Trendumkehr. Hier beträgt die Verweildauer bei den Frauen 153,78 Tage während sie bei den Männern bei 185,75 Tage liegt. Die Gründe für die längere Verweildauer der Frauen auf der Abteilung für Gemüts-Kranke lassen sich aus den Rezeptionsbüchern auch dann nicht ableiten, wenn weitere Angaben, wie zum Beispiel das Alter der Patienten oder die Angaben zu den Erwerbs- und Familienverhältnissen berücksichtigt werden.

Tabelle 8.3
Durchschnittliche Verweildauer pro Abteilung in Tagen (arithmetischer Mittelwert)

Abteilung für	Verpflegungs-Tage alle Patienten	Anzahl Patienten	Verpflegungs-Tage Männer	Anzahl Männer	Verpflegungs-Tage Frauen	Anzahl Frauen	Durchschnitt Gesamt	Durchschnitt Männer	Durchschnitt Frauen
Innerlich-Kranke	111.281	2.740	67.835	1.799	43.446	941	40,6	37,7	46,2
Venerisch Kranke	67.878	1.931	13.583	463	54.295	1.468	35,2	29,3	37,0
Kranke Gefangene	33.058	1.155	24.065	898	8.993	257	28,6	26,8	35,0
Krätze-Kranke	9.355	1.068	6.341	781	3.014	287	8,8	8,1	10,5
Äußerlich-Kranke	56.890	1.043	39.494	773	17.396	270	54,5	51,1	64,4
Geburts-Hilfe	16.080	586	0	0	16.080	586	27,4	0	27,4
Gemüts-Kranke	47.215	280	24.148	130	23.067	150	168,6	185,8	153,8
Kranke Kinder	13.014	210	7.799	123	5.215	87	62,0	63,4	59,9
Augen-Kranke	11.077	181	6.893	121	4.184	60	61,2	57,0	69,7
Pocken-Kranke	1.381	104	683	58	698	46	13,3	11,8	15,2
Krampf-Kranke	9.445	76	4.087	39	5.358	37	124,3	104,8	144,8
Cholera-Kranke	183	15	95	7	88	8	12,2	13,6	11,0
Accouchment	28	2	0	0	28	2	14,0	0	14,0
keine Angabe	409	6	327	3	82	3			
Summe	377.294	9.397	195.350	5.195	181.944	4.202	40,2	37,6	43,3

Die Verweildauer der in der Charité geborenen Kinder wurde in dieser und der darauf folgenden Tabelle nicht berücksichtigt.

8.3 Zusammenfassung

Die mittels des arithmetischen Mittelwerts berechnete durchschnittliche Verweildauer aller Patienten liegt bei fast 40 Tagen (Frauen: 43,30 Tage, Männer: 37,60 Tage). Wird dieses Ergebnis nach Geschlechtern getrennt bewertet, zeigt sich, dass die Frauen durchschnittlich fast sechs Tage länger im Krankenhaus lagen als die Männer. Dieses Ergebnis ist unter anderem sowohl auf die abteilungsspezifisch sehr unterschiedliche Verweildauer als auch auf die ebenfalls sehr unterschiedliche geschlechtsspezifische Belegung der entsprechenden Abteilungen zurückzuführen. Die pro Abteilung unterschiedliche Verweildauer spiegelt zuallererst die zeitgenössischen, krankheitsspezifisch verschiedenen Behandlungskonzepte wieder[257] und ist als Kriterium für ein Krankenhaus moderner Prägung zu werten.

Es zeigt sich, dass eine Bewertung der Verweildauer bei näherer Betrachtung sehr komplex ist und im Vergleich mit den Ergebnissen anderer Krankenhäuser die Besonderheiten der jeweiligen Einrichtung beachtet werden müssen. Um den vollen Informationsgehalt des Kriteriums *Verweildauer* auszuschöpfen, müssen neben der Auswertung von den zur Aufnahme führenden Erkrankungen weitere Parameter, wie zum Beispiel das Geschlecht, das Alter und die Zugehörigkeit zu einer bestimmten sozialen Schicht in den Untersuchungen berücksichtigt werden.[258]

Damit kann die zu Beginn des Kapitels aufgeworfene Frage, ob die unterschiedliche Verweildauer der in der Charité behandelten Patienten im Jahre 1854 bereits den Rückschluss auf ein Krankenhaus moderner Prägung zulässt, eindeutig beantwortet werden. Die vorliegenden Ergebnisse belegen, dass die Charité im Jahr 1854 ohne Zweifel als ein zeitgemäß modernes Krankenhaus bezeichnet werden kann.

---

[257] Leidinger 2000, 123.
[258] Stollberg; Tamm 2001, 576.

9 Behandlungs- und Verpflegungskosten / Verpflegungstage

Nachdem im vorausgehenden Kapitel anhand der Verweildauer dargestellt wurde, wie lange sich die Patienten im Jahr 1854 in der Charité zur stationären Behandlung aufhielten, soll nun der Frage nachgegangen werden, wer die Kosten für diesen Aufenthalt getragen hat. Hierzu werden aus den Rezeptionsbüchern die Angaben der Rubrik *Anzahl der Verpflegungstage* des Jahres 1854 herangezogen. In dieser Rubrik wurden die Verpflegungstage nach Kostenträgern geordnet notiert. Da es sich hierbei jedoch nur um eine erste Zuordnung der Verpflegungstage handelt und eine endgültige Kostenträgerrechnung damit noch nicht vorliegt, kann ohne Zuhilfenahme weiterer Quellen nicht für alle Patienten geklärt werden, welcher Kostenträger letztendlich für die Kosten der Verpflegungstage aufkam. Die Mehrzahl der Verpflegungstage kann dabei allerdings, unter Hinweis auf die Aufnahmebestimmungen, eindeutig einem Kostenträger zugeordnet werden (siehe 3.3).

Für eine exakte Berechnung der im Jahr 1854 in Rechnung gestellten Verpflegungstage müssen auch die Verpflegungstage der Überlieger aus den Vorjahren berücksichtigt werden, das heißt jener Patienten, die im Jahr 1853 oder früher aufgenommen wurden, deren Entlassung aber erst im Jahr 1854 oder später erfolgte. Dies ist problemlos möglich, da die Verpflegungstage dieser Überlieger von den für die Rezeptionsbücher verantwortlichen Verwaltungsbeamten nach Kostenträgern getrennt in die Rezeptionsbücher des Jahres 1854 übertragen wurden. Allerdings ist eine Zuordnung dieser Daten zu einzelnen Patienten, Einweisern oder Abteilungen nicht möglich, da es sich hierbei lediglich um bereits nach Kostenträgern getrennt berechnete Gesamtergebnisse handelt. Aus diesem Grunde werden in den nachfolgenden Untersuchungen, bei denen die Verpflegungstage nach Abteilungen oder Einweisern getrennt berechnet werden, die Angaben der Überlieger zunächst nicht berücksichtigt. Erst am Ende des Kapitels, wenn untersucht wird, wie viele Verpflegungstage der Berliner Kommune nach Abzug der vom Königshaus gewährten 100.000 freien Verpflegungstage für das Jahr 1854 in Rechnung gestellt wurden, werden auch die Daten der Überlieger aus dem Jahr 1853 in die Untersuchungen einbezogen. In diesem Fall ist die Zuordnung zu einem einzelnen Patienten oder zu einer bestimmten Abteilung beziehungsweise einer einweisenden Instanz nicht zwingend erforderlich.

9.1 Anzahl der Verpflegungstage

Von den für die Rezeptionsbücher verantwortlichen Beamten wurden im Jahr 1854 insgesamt 322.299 Verpflegungstage notiert. Auf die Männer entfallen 157.167 Tage, auf die Frauen 165.132 Tage. Die Verpflegungstage der im Jahr 1854 in der Charité geborenen Kinder werden bei den Frauen mitgezählt (9.718 Tage bei 578 Kindern).

Tabelle 9.1
Anzahl der Verpflegungstage aller im Jahr 1854 aufgenommenen Patienten und der im Jahr 1854 in der Charité geborenen Kinder: Notierungen der Aufnahmebeamten

	Anzahl Patienten	Anzahl Verpflegungstage
Gesamt	9.975	322.299
Männer	5.195	157.167
Frauen	4.202	155.414
Kinder (1854 in der Charité geboren)	578	9.718

Nach eigenen Berechnungen hätten die Beamten für die im Jahr 1854 aufgenommenen Patienten insgesamt 324.969 Verpflegungstage notieren müssen. Nach den Angaben in den Rezeptionsbüchern wurden jedoch nur 322.299 Tage erfasst. Trotz mehrfacher Kontrolle ist die Differenz von 2.670 Verpflegungstagen nicht aufzulösen. Stattdessen können in den Aufnahmebüchern an mehreren Stellen sowohl Subtraktions- als auch Additionsfehler nachgewiesen werden. Letztlich haben die Verwaltungsbeamten der Charité im Jahr 1854 insgesamt 2.670 Verpflegungstage zu wenig berechnet und damit die Charité um die Einnahme für diese Verpflegungstage gebracht

Tabelle 9.2
Anzahl der Verpflegungstage aller im Jahr 1854 aufgenommenen Patienten und der im Jahr 1854 in der Charité geborenen Kinder: eigene Berechnungen.

	Anzahl Patienten	Anzahl Verpflegungstage
Gesamt	9.975	324.969
Männer	5.195	158.807
Frauen	4.202	156.444
Kinder (1854 in der Charité geboren)	578	9.718

9.2 Verpflegungstage pro Kostenträger

In diesem Abschnitt soll untersucht werden, ob sich bezüglich der Kostenübernahme der für das Jahr 1854 berechneten Verpflegungstage eine ökonomische Differenzierung nachweisen lässt. Voraussetzung hierfür ist unter anderem, dass die Kostenerstattung durch unterschiedliche Kostenträger erfolgte und nach Patientengruppen geordnet vorlag.

In der Rubrik *Anzahl der Verpflegungstage* ist eine Unterteilung in *gegen Bezahlung* beziehungsweise *ohne Bezahlung* bereits in der gedruckten Kopfzeile vorgegeben. Jede Rubrik ist nach dem Herkunftsort der Patienten weiter unterteilt. Dabei wurde zwischen Patienten aus Berlin und Potsdam sowie Auswärtigen unterschieden. In der Rubrik *gegen Bezahlung* ist die Spalte, die für die Berliner vorgesehen war, zudem in *für-* beziehungsweise *nicht für Rechnung Berliner Kommune* unterteilt.

Aufgrund der in den Aufnahmebestimmungen festgelegten Verfahrensweise (siehe 3.3) ist anzunehmen, dass der Großteil der Kosten für die unter der Rubrik *ohne Bezahlung* in der Spalte *Berlin* notierten Verpflegungstage der Berliner Kommune von der Charité nachträglich in Rechnung gestellt wurde. Dagegen wurden die Kosten der unter der Rubrik *gegen Bezahlung* in der Spalte *nicht für Rechnung Berliner Kommune* vermerkten Verpflegungstage in den meisten Fällen von den verschiedenen Gewerke-Kassen oder anderen Versicherungen übernommen.

Tabelle 9.3
Anzahl der Verpflegungstage aller Patienten, die im Jahr 1854 aufgenommen wurden (ohne die Verpflegungstage der in der Charité im Jahr 1854 geborenen Kinder) - absolut.

	Patienten	Verpflegungs-Tage	gegen Bezahlung				ohne Bezahlung		
			für Rechnung Berliner Kommune	nicht für	Potsdam	Auswärtige	Berlin	Potsdam	Auswärtige
Gesamt	9.385	314.678	18.136	67.381	505	14.625	210.005	3.440	586
Männer	5.188	158.438	11.227	45.562	352	7.917	92.540	496	344
Frauen	4.197	156.240	6.909	21.819	153	6.708	117.465	2.944	242

Bei den Frauen konnten fünf Patienten keinem Kostenträger zugeordnet werden (204 Tage), bei den Männern waren es sieben Patienten (369 Tage).

Die Bewertung der einzelnen Ergebnisse wird erleichtert, wenn anstelle der absoluten Zahlen die entsprechenden Prozentangeben verwendet werden (siehe Tab. 9.4).

Tabelle 9.4
Anzahl der Verpflegungstage aller Patienten, die im Jahr 1854 aufgenommen wurden (ohne die Verpflegungstage der in der Charité im Jahr1854 geborenen Kinder) - relativ (Prozent)

	Patienten	Verpflegungs-Tage	gegen Bezahlung				ohne Bezahlung		
			für Rechnung Berliner Kommune	nicht für	Potsdam	Auswärtige	Berlin	Potsdam	Auswärtige
Gesamt	9.385	314.678	5,76	21,41	0,16	4,65	66,74	1,09	0,19
Männer	5.188	158.438	7,28	28,76	0,22	5,00	58,41	0,31	0,22
Frauen	4.197	156.240	4,42	13,97	0,10	4,29	75,18	1,88	0,16

Die Addition der einzelnen Prozentangaben ergibt nicht immer exakt 100 Prozent da nur zwei Kommastellen angegeben wurden. Bei den Frauen konnten fünf Patienten keinem Kostenträger zugeordnet werden (204 Tage), bei den Männern waren es sieben Patienten (369 Tage).

Wenn statt den Verpflegungstagen die Anzahl der Patienten pro Kostenträger dargestellt wird, ergibt sich folgende Tabelle:

Tabelle 9.5
Anzahl der Patienten pro Kostenträger (inklusive der 1854 in der Charité geborenen Kinder)

	gegen Bezahlung				ohne Bezahlung		
	für	nicht für**					
	Rechnung Berliner Kommune		Potsdam	Auswärtige	Berlin	Potsdam	Auswärtige
Gesamt*	684	2.410	6	209	6.155	75	13
Männer*	453	1.671	3	132	2.983	10	5
Frauen*	231	739	3	77	3.172	65	8
1854 geboren					555	16	7

* Bei den Männern wurden in 69 Fällen die Verpflegungstage auf zwei unterschiedliche Kostenträger verteilt: aus diesem Grunde ergibt die Gesamtzahl der Notierungen pro Kostenträger hier eine Summe von 5.257. Bei den Frauen wurde in 93 Fällen in ähnlicher Weise verfahren: hier ergibt sich dementsprechend eine Summe von 4.197 (als Gesamtsumme würde sich eine Patientenzahl von 9.454 ergeben).
** In dieser Spalte liegt die Zahl der hier genannten Patienten über der tatsächlichen Zahl der behandelten Patienten (die Angaben von insgesamt 149 Patienten sind sowohl in dieser Spalte als auch in anderen notiert).

Anhand der Tabellen ist deutlich sichtbar, dass zwei Drittel aller Patienten zunächst *ohne Bezahlung* stationär aufgenommen wurden. Für die Mehrzahl dieser Patienten hatte die Verwaltung der Charité nach der Entlassung die Kosten einzufordern. Das bedeutet, dass diese Patienten mehrheitlich nicht versichert waren. Es dürfte sich bei dieser Klientel mehrheitlich um sogenannte *Arme-Kranke* gehandelt haben, deren Behandlungs- und Verpflegungskosten von der kommunalen Armenkasse erstattet werden mussten.

Der prozentuale Anteil der Frauen (75,18 Prozent) liegt in dieser Gruppe deutlich über dem der Männer (58,41 Prozent). Dies ist unter anderem darauf zurückzuführen, dass die Mehrzahl der Frauen zu dieser Zeit nicht versichert war und die Behandlungs- und Verpflegungskosten nahezu all der Frauen, die auf die Abteilung für Geburtshilfe aufgenommen wurden, entsprechend den Aufnahmebedingungen von der Kommune zu tragen waren.[259]

Rund ein Fünftel der Patienten wurde *gegen Bezahlung,* aber *nicht für Rechnung Berliner Kommune,* behandelt. Hier liegt der prozentuale Anteil der Männer mit 28,76 Prozent deutlich über dem der Frauen (13,97 Prozent). Dazu haben vor allem die über die Gewerke eingewiesenen männlichen Patienten beigetragen, deren Verpflegungstage mehrheitlich in der Spalte *nicht für Rechnung Berliner Kommune* vermerkt und deren Kosten regelhaft von den entsprechenden Gewerke-Kassen übernommen wurden.

9.3 Verpflegungstage pro einweisender Instanz

Werden die nach den einweisenden Instanzen geordneten Verpflegungstage den unterschiedlichen Kostenträgern zugeordnet, ergeben sich weitere Auffälligkeiten, die als Ausdruck einer ökonomischen Differenzierung und damit als Kennzeichen eines modernen Krankenhauses interpretiert werden können. So ergeben sich zum Beispiel bei der Zuordnung der Verpflegungstage jener Patienten, die über die Ordnungsbehörden eingewiesen wurden, deutliche Unterschiede. Während die Behandlung der Patienten, die aus dem Polizei-Arrest oder der Stadtvogtei beziehungsweise dem Kreisgericht zur Charité verlegt wurden, ausschließlich in unter der Rubrik *gegen Bezahlung* in der Spalte *nicht für Rechnung Berliner Kommune* geführt wurden, werden Patienten, die über das Polizei-Präsidium aufgenommen wurden, mehrheitlich unter der Rubrik *ohne Bezahlung* in der Spalte *Berlin* geführt.[260] Es ist anzunehmen, dass der Großteil dieser Kosten der Berliner Kommune von der Charité nachträglich in Rechnung gestellt wurde.[261] Dagegen dürften die

---

[259] In all diesen Fällen muss es sich nicht immer um *Arme-Kranke* gehandelt haben. Die Aufnahmebedingungen für Schwangere im letzten Monat oder für Gebärende galten für alle Bevölkerungsgruppen.
[260] Insgesamt 56.332 Verpflegungstage (fast 18 Prozent aller Verpflegungstage).
[261] Zumindest die Kosten, die nicht durch die 100.000 freien Verpflegungstage abgedeckt wurden.

Kosten der Patienten, die aus dem Polizei-Arrest oder dem Kreisgericht zur Charité kamen von der entsprechenden Behörde erstattet worden sein.

Gleichermaßen dürfte auch die Erstattung der Behandlungs- und Verpflegungskosten jener Patienten, die aus dem Arbeitshaus zur Charité eingewiesen wurden, erfolgt sein. Selbst die Kosten für die Behandlung von Patienten, die als Wärterin beziehungsweise Wärter oder Hausmädchen in der Charité beschäftigt waren, wurden von der Charité in Rechnung gestellt, das heißt die Charité kam für die Verpflegungskosten ihres zur stationären Behandlung eingewiesenen Personals nicht selbst auf.

Die Kostenzuordnung bei den Patienten, die aufgrund eigener Meldung aufgenommen wurden, gestaltet sich nicht so deutlich wie bei den zuvor genannten Patientengruppen. Bei den auf eigene Meldung aufgenommenen Frauen wurden drei Viertel der Verpflegungstage in der Spalte *Berlin* unter der Rubrik *ohne Bezahlung* notiert, bei den Männern ist dies nur bei etwas weniger als der Hälfte der Fall. Wie bei allen anderen Patienten deren Verpflegungstage in dieser Spalte geführt wurden, ist auch bei den Patienten, die auf eigene Meldung zur Charité kamen anzunehmen, dass sie in der Mehrzahl nicht versichert waren und die Kosten aus diesem Grunde letztendlich von der Kommune übernommen wurden.

Dabei unterscheiden sich die Angaben dieser Patienten zum Erwerb und zu den Familienverhältnissen nicht wesentlich von den Angaben jener Patienten, die ebenfalls auf eigene Meldung zur Charité kamen, deren Verpflegungstage aber in der Rubrik *gegen Bezahlung* in den Spalten *für Rechnung Berliner Kommune* beziehungsweise *nicht für Rechnung Berliner Kommune* geführt wurden. Auch bei Bewertung der aufnehmenden Abteilungen oder des Wohnorts können keine deutlich voneinander abweichenden Angaben nachgewiesen werden. Somit bleibt ungeklärt, warum die Kosten einiger Patienten, die auf eigene Meldung zur Charité kamen, bereits bei Aufnahme von der Berliner Kommune erstattet wurden, während die Kosten des größeren Teils dieser Patientengruppe erst nachträglich der Kommune in Rechnung gestellt wurde.

Bei der Kostenerstattung der Verpflegungstage jener Patienten, die über die Stadt-Ärzte eingewiesen wurden, zeigt sich ein ähnliches Verteilungsmuster wie bei den Patienten, die auf eigene Meldung kamen. Hier sind die geschlechtsspezifischen Unterschiede allerdings weniger stark ausgeprägt. Sowohl bei den Frauen als auch bei den Männern wurden jeweils etwas mehr als die Hälfte aller Verpflegungstage unter der Rubrik *ohne Bezahlung* in der Spalte *Berlin* geführt. Die andere Hälfte der Verpflegungstage teilt sich auf die Spalten der Rubrik *gegen Bezahlung* auf. Auch hier lässt sich anhand der vorhandenen Daten nicht klären, warum die Angaben von einem Teil der Patienten der Rubrik *ohne Bezahlung* und der andere Teil der Rubrik *gegen Bezahlung* zugeordnet wurde. Dies trifft auch auf die Angaben in der Spalte *auf Rechnung Berliner Kommune* beziehungsweise in der Spalte *nicht auf Rechnung Berliner Kommune* zu.

Eindeutiger stellen sich die Verhältnisse wiederum bei den Patienten dar, die über die Armen-Ärzte oder die Armen-Kommissionen eingewiesen wurden. Nahezu alle dabei anfallenden Verpflegungstage wurden unter der Rubrik *ohne Bezahlung* in der Spalte *Berlin* notiert. Nur in wenigen Fällen wurden die Verpflegungstage unter der Rubrik *gegen Bezahlung* geführt.[262] Damit wird auch hier zum Ausdruck gebracht, dass die überwiegende Mehrheit dieser Klientel nicht versichert war und den *Armen-Kranken* zugeordnet werden kann (siehe Tabelle 9.6).

Anhand dieser auf die einweisenden Instanzen fokussierten Untersuchung der Behandlungs- und Verpflegungskosten wird deutlich, dass bei einigen Instanzen eine nahezu eindeutige Zuordnung zu einem bestimmten

---

[262] Eine Erklärung, weshalb in diesen Fällen von der üblichen Praxis abgewichen wurde, lässt sich anhand der zur Verfügung stehenden Daten der Rezeptionsbücher nicht finden.

Kostenträger möglich ist, während bei den von anderen Einweiser zugewiesenen Patienten verschiedene Kostenträger in Frage kommen.

Tabelle 9.6
Anzahl der Verpflegungstage der 1854 aufgenommen Patienten pro einweisender Instanz

	Patienten	Verpflegungs-Tage	gegen Bezahlung				ohne Bezahlung		
			für Rechnung Berliner Kommune	nicht für	Potsdam	Auswärtige	Berlin	Potsdam	Auswärtige
Polizei-Präsidium*	2.183	59.216	4.724	443	0	28	54.021	0	0
Polizei-Kommissare	83	3.745	929	505	0	0	2.311	0	0
Armen-Ärzte*/-	2.094	88.541	1.520	329	0	0	86.655	0	37
Polizei-Arrest	252	6.287	0	6.287	0	0	0	0	0
Stadt-Ärzte*	977	41.552	4.346	11.116	323	3.380	22.278	0	109
auf eigene Meldung*	1.680	44.636	5.937	7.845	108	2.507	28.086	32	121
Arbeitshaus	324	11.770	180	0	0	0	11.590	0	0
Kreisgericht	103	2.698	0	2.698	0	0	0	0	0
Gewerke*	1.015	27.453	89	26.365	0	101	898	0	0
Lohnhuren	169	4.810	0	4.810	0	0	0	0	0

* Mangels Eintragungen in den Rezeptionsbüchern können nicht alle Patienten einem Kostenträger zugeordnet werden. Im Einzelnen sind dies: bei den Gewerken 35 Tage (ein Pat.), bei den Stadtärzten 31 Tage (ein Patient), bei den Armen-Ärzten / Armen-Kommission 322 Tage (vier Patienten, bei einem weiteren können 100 Tage von 277 Tagen nicht zugeordnet werden), bei den vom Polizei-Präsidium eingewiesenen Patienten 74 Tage (drei Patienten), bei den auf eigene Meldung zur Charité gekommenen Patienten 111 Tage (drei Patienten).

Eindeutige Verhältnisse liegen bei Patienten vor, die von den Gewerken, dem Polizei-Präsidium oder den Armen-Kommissionen beziehungsweise den Armen-Ärzten eingewiesen wurden. Auch bei den aus Potsdam stammenden Patienten und den Auswärtigen ist die Kostenregelung in den meisten Fällen klar ersichtlich. Unterschiedlich gestaltet sich dahingegen die

Verteilung bei den über die Stadt-Ärzte eingewiesenen Patienten und bei den auf eigene Meldung aufgenommenen Patienten.

Die Ergebnisse zeigen, dass im Jahr 1854 die Verpflegungstage an der Charité unterschiedlichen Kostenträger zugeordnet wurden. Dies ist als Ausdruck einer ökonomischen Binnendifferenzierung zu werten, womit ein weiteres Kriterium für ein Krankenhaus moderner Prägung erfüllt ist.

9.4 Verpflegungstage pro Abteilung

Werden die relativen Anteile der Verpflegungstage für jede Abteilung getrennt den jeweiligen Kostenträgern zugeordnet ergeben sich die in Tabelle 9.7 dargestellten Ergebnisse.

Es fällt auf, dass die auf die Abteilung für Geburtshilfe aufgenommenen Patienten in über 90 Prozent zunächst unentgeltlich behandelt und versorgt wurden. Ein ähnliches Verteilungsmuster zeigt sich bei Bewertung der auf die Kinder-Abteilung aufgenommenen Kinder. Der Großteil dieser Kosten dürfte der Kommune nachträglich von der Charité in Rechnung gestellt worden sein. Begründen lässt sich dies mit den für das Jahr 1854 geltenden Aufnahmebedingungen, mit denen die Kommune verpflichtet wurde, die Kosten für die Behandlung und Verpflegung dieser Patientengruppen zu übernehmen.

Interessant ist auch, dass bei der Abteilung für Gemüts-Kranke überproportional viele Verpflegungstage unter der Rubrik *gegen Bezahlung* in der Spalte *Auswärtige* vermerkt wurden. Ähnlich verhält es sich bei den Patienten der Augen-Abteilung. Für die zuletzt genannten Patienten dürfte der Grund darin gelegen haben, dass sie durch den über die Landesgrenzen hinaus gehenden guten Rufs des zur damaligen Zeit in Berlin praktizierenden Augenarztes Albrecht von Gräfe (1828-1870), der als Mitbegründer der Augenheilkunde gilt, angezogen wurden.

Tabelle 9.7
Anzahl der Verpflegungstage der aufgenommenen Patienten pro Abteilung 1854 -in Prozent.

Abteilung	Patienten	Verpflegungs-Tage	gegen Bezahlung				ohne Bezahlung		
			für Rechnung Berliner Kommune	nicht für Rechnung Berliner Kommune	Potsdam	Auswärtige	Berlin	Potsdam	Auswärtige
Innerlich-Kranke	2.736	92.953	5,55	28,09	0	2,09	64,27	0	0
Venerisch-Kranke	1.929	60.818	4,88	19,70	0,05	0,26	70,66	4,46	0
Kranke Gefangene	1.155	29.768	5,42	15,35	0	0	79,23	0	0
Krätze-Kranke	1.068	9095	11,61	18,98	0	3,38	66,04	0	0
Äußerlich-Kranke	1.040	45.897	7,42	24,42	0	4,99	62,70	0,10	0,18
Geburts-Hilfe	585	15.327	1,89	1,97	0,10	0,04	90,32	4,01	1,34
Gemüts-Kranke*	280	32.348	6,74	26,91	1,28	21,43	43,36	0	0,34
Kranke Kinder	209	10.302	2,70	2,56	0	1,09	93,65	0	0
Augen-Kranke*	181	9.651	3,42	16,71	0,65	24,71	51,83	0,71	1,97
Pocken-Kranke	104	1.381	15,06	14,48	0	5,14	65,32	0	0
Krampf-Kranke	76	6.549	7,96	10,38	0	5,71	75,95	0	0
Cholera-Kranke	14	152	45,90	3,29	0	0	51,32	0	0
Summe	9377	31.4241	5,76	21,41	0,16	4,65	66,74	1,09	0,19

Bei den Frauen können fünf Patientinnen keinem Kostenträger zugeordnet werden (.4.202 minus 5 = 4.197) (204 Tage). Bei den Männern können sieben Patienten keinem Kostenträger zugeordnet werden (5205 minus 7 = 5.188) (369 Tage).
Addition der einzelnen Prozentangaben ergibt nicht immer exakt 100 Prozent da nur zwei Kommastellen angegeben wurden.
* Bei den 48 auswärtigen Gemütskranken, die gegen Bezahlung aufgenommen wurden (21,43 Prozent der Verpflegungstage dieser Abteilung), erfolgte in knapp über der Hälfte der Fälle die Einweisung über die Direktion. Ein weiteres Drittel der Patienten wurde über die Stadtärzte eingewiesen. Von den Gemütskranken, die gegen Bezahlung, aber *nicht auf Rechnung Berliner Kommune* aufgenommen wurden (26,91 Prozent der Verpflegungstage dieser Abteilung), wurde die Einweisung in drei Viertel der Fälle von den Stadtärzten veranlasst.
** Bei den 27 auswärtigen Augenkranken, die gegen Bezahlung aufgenommen wurden (24,71 Prozent der Verpflegungstage dieser Abteilung), erfolgte die Einweisung in fünf Fällen über die Direktion, in acht Fällen über die Stadtärzte. 14 Patienten wurden auf eigene Meldung aufgenommen. Von den Augen-Kranken, die gegen Bezahlung, aber *nicht auf Rechnung Berliner Kommune* aufgenommen wurden, erfolgte die Einweisung fast ausschließlich über die Gewerke.

Es ist anzunehmen, dass die Mehrzahl dieser Patienten die Kosten der Behandlung und Verpflegung selbst getragen hat.

9.5 Verpflegungstage insgesamt

Um die Anzahl aller Verpflegungstage zu ermitteln, welche den einzelnen Kostenträgern im Jahr 1854 zugeordnet wurden, müssen außer den bereits für das Jahr 1854 berechneten Tagen auch die Verpflegungstage der Überlieger des Jahres 1853 berücksichtigt werden. Erst diese Addition lässt Rückschlüsse auf die Anzahl der Verpflegungstage zu, die von der Kommune für das Jahr 1854 erstattet werden mussten, nachdem die durch die Kabinettsorder von 1835 pro Jahr bewilligten 100.000 freien Verpflegungstage abgezogen wurden.[263] Bei den Männern sind für die Überlieger 34.269 Tage, bei den Frauen, inklusive der in der Charité geborenen Kinder, 25.580 Tage aus dem Jahr 1853 zu übertragen (siehe Tabelle 9.8).[264]

Zur Klärung der Frage, wie viele Verpflegungstage nach Abzug der bewilligten 100.000 freien Verpflegungstage noch von der Kommune zu tragen waren, müssen zuerst die unter der Rubrik *ohne Bezahlung* in der Spalte *Berlin* erfassten Verpflegungstage herangezogen werden. In der Annahme, dass die Mehrzahl der dort notierten Verpflegungstage der Kommune nachträglich in Rechnung gestellt wurden, bleiben nach Abzug der 100.000 Tage noch 158.968 Tage übrig. Das bedeutet, dass die 100.000 Tage bereits vor Ablauf des ersten Halbjahres aufgebraucht waren.

---

[263] Auf diese Weise dürfte auch im Jahr 1854 die Abrechnung der Verpflegungstage durch die Charité-Direktion erfolgt sein. Eine Abrechnung pro Patient ist dagegen unwahrscheinlich, denn einige der Patienten wurden erst 1856 entlassen.
[264] Übertrag aus den Rezeptionsbüchern des Jahres 1853. Die Verpflegungstage der in der Charité geborenen Kinder werden bei den Frauen dokumentiert und gemeinsam mit den Verpflegungstagen der Frauen ausgewertet. Durch den Übertrag ist nicht mehr zu unterscheiden, wie viele Tage für die neugeborenen Kinder notiert sind, da lediglich die Summe aller Tage (Frauen und Kinder) pro Kostenträger übertragen wurden.

Tabelle 9.8
Anzahl der Verpflegungstage der *Überlieger* aus dem Jahr 1853 (obere Tabellenhälfte) und Anzahl der Verpflegungstage aller im Jahr 1854 aufgenommenen Patienten (inklusive der Überlieger aus dem Jahr 1853 - einschließlich der 1854 in der Charité geborenen Kinder)*

Verpflegungs-Tage	gegen Bezahlung				ohne Bezahlung		
	für Rechnung Berliner Kommune	nicht für Rechnung Berliner Kommune	Potsdam	Auswärtige	Berlin	Potsdam	Auswärtige
Verpflegungstage Überlieger							
Gesamt	59.849	5.605	8.934	0	3.648	40.867	795	0
Frauen	25.580	638	3.742	0	828	19.632	740	0
Männer	34.269	4.967	5.192	0	2.820	21.235	55	0
Verpflegungstage der 1854 aufgenommenen Patienten (inklusive Überlieger und 1854 in der Charité geborene Kinder)							
Gesamt	382.148	23.572	75.870	505	18.092	258.968	4.648	493
Frauen	190.712	7.432	26.572	153	7.533	144.730	4.097	195
Männer	191.436	16.140	49.298	352	10.559	114.238	551	298

* nach Angaben der Aufnahmebeamten.

Nach eigenen Recherchen war dies regelmäßig der Fall und stützt die bereits mehrfach geäußerte Annahme, dass die Kosten für die unter der Rubrik *ohne Bezahlung* in der Spalte *Berlin* vermerkten Verpflegungstage überwiegend der Kommune in Rechnung gestellt wurden und nur vereinzelt andere Kostenträger, zum Beispiel die Gewerke, zur Kostenerstattung herangezogen oder dem Patienten selbst in Rechnung gestellt wurden.

Da die in diesem Rahmen an die Charité zu leistenden Zahlungen den Etat der Kommune in hohem Maße belasteten, ist es nicht verwunderlich, dass die Kommune immer wieder darauf drängte, die Charité als Allgemeines Krankenhaus in eigener Verantwortung zu betreiben, um damit auch Einfluss auf die Aufnahmepraxis und die Kostenerstattung nehmen zu können. Dies erklärt auch, warum in der dezentralen, offenen Gesundheitsfürsorge und Krankenpflege in Berlin von Seiten der Kommune ein großer Raum eingeräumt wurde und die Armen-Ärzte die Einweisung kommunaler Kranker in die Charité möglichst vermeiden sollten.[265]

Während die Kommune das Einweisungsverhalten der Armen-Ärzte durch entsprechende Anordnungen beeinflussen konnte, erfolgte die Einweisung von Patienten aufgrund sanitätspolizeilicher oder zur Wahrung der öffentlichen Ordnung durchgeführter Maßnahmen in alleiniger Verantwortung durch die Ordnungsbehörden. Dabei war die Verwaltung der Charité daran interessiert, diese Klientel von der Charité fern zu halten. Begründet wurde dies unter anderem damit, dass die über die Ordnungsbehörden eingewiesenen Patienten, bei denen es sich mehrheitlich entweder um Patienten mit Geschlechtskrankheiten und anderen infektiösen Erkrankungen handelte oder um Patienten, die zur Behandlung auf die Abteilung für Gefangene aufgenommen wurden, zum schlechten Ruf der Charité in der Bevölkerung beitrugen.

9.6 Zusammenfassung

Die Ergebnisse dieses Kapitels belegen für die Charité zur Mitte des 19. Jahrhunderts bezüglich der Kostenerstattung der Verpflegungstage eine ökonomische Differenzierung. Damit liegt ein weiteres Kriterium vor, das erlaubt, die Charité zu diesem Zeitpunkt als Krankenhaus moderner Prägung zu bezeichnen.

So zeigt sich zum Beispiel bei der Berechnung der Verpflegungstage pro Kostenträger, dass zwei Drittel aller Patienten zunächst unentgeltlich behandelt und versorgt wurden. Aufgrund der in den Aufnahmebestimmungen festgelegten Regelung ist davon auszugehen, dass ein Großteil der Kosten, die für die aus Berlin stammenden Patienten veranschlagt wurden, der Berliner Kommune nach der Entlassung der Patienten von der Charité in Rechnung gestellt wurde. Es dürfte sich bei diesen Patienten

---

[265] Münch 1995, 168.

mehrheitlich um die so genannten *Armen-Kranken* gehandelt haben, die weder versichert noch in der Lage waren, einen Eigenanteil an den Behandlungs- und Verpflegungskosten zu tragen. Da die für diese Patienten zur Verfügung gestellten 100.000 freien Verpflegungstage regelmäßig vor Ablauf des ersten Halbjahres abgegolten waren, wurde der Etat der Kommune durch diese Kosten erheblich belastet.

Bei einem Drittel der Patienten war bereits bei der Aufnahme geklärt, dass deren Behandlung und Verpflegung gegen Bezahlung erfolgte. Das heißt aber nicht, dass diese Patienten die Kosten der Behandlung und Verpflegung selbst getragen haben. Es bedeutet lediglich, dass die Kostenübernahme bereits bei Aufnahme des Patienten geklärt war, wie zum Beispiel bei den über die Gewerke eingewiesenen Patienten, deren Kosten nahezu komplett von den Gewerke-Kassen erstattet wurden.

Aufgrund der Untersuchungsergebnisse dieses Kapitels bleibt festzuhalten, dass die *Armen-Kranken* für die Charité-Verwaltung im Jahr 1854 unverändert die größte Patientengruppe darstellten. Dennoch kann die Charité zu dieser Zeit nicht als *Armen-Krankenhaus* bezeichnet werden. Zu den *Armen-Kranken* gehörten nicht nur die Almosenempfänger, die nur einen geringen Anteil an dieser Klientel hatten sondern auch durch Krankheit vorübergehend in die Armut getriebene erwerbsfähige Personen, die den Großteil der *Armen-Kranken* stellten. Diese Patienten, die überwiegend der als *labouring poor* bezeichneten Schicht zugehörig waren, stellten Mitte des 19. Jahrhunderts die wichtigste Patientengruppe dar.

10 Das Krankenhaus als Ort des Sterbens

In diesem Kapitel soll geklärt werden, wie viele Patienten im Jahre 1854 in der Charité gestorben sind und wie alt diese Patienten waren.

10.1 Anzahl der Verstorbenen

Die Anzahl der in der Charité im Jahr 1854 verstorbenen Patienten lässt sich mittels der Daten aus den Aufnahmebüchern des Jahres 1854 nicht exakt berechnen, da in den Büchern nur die Patienten genannt werden, die im Jahr 1854 aufgenommen wurden. Patienten, die im Jahr 1853 oder früher zur stationären Behandlung aufgenommen wurden, aber erst 1854 verstarben, werden in den Büchern des Jahres 1854 nicht erwähnt. Dagegen wurde der Todestag von Patienten, die im Jahr 1854 aufgenommen wurden aber erst in einem der folgenden Jahre verstarben, in den Rezeptionsbüchern des Jahres 1854 nachgetragen.

Tabelle 10.1
Anzahl der verstorbenen Patienten(von den im Jahr 1854 aufgenommenen Patienten)

Jahr	1854	1855	1856	1857	1854 – 1857
Gesamt	1.005	108	1	1	1.115
Frauen	400	52	0	0	452
Männer	605	56	1	1	663

Von den 9.397 aufgenommen Patienten verstarben im selben oder in einem darauf folgenden Jahr insgesamt 1.115 Patienten. Die Sterberate liegt damit bei knapp unter zwölf Prozent. Es verstarb im Jahr 1854 dementsprechend etwa jeder neunte Patient. Laut dem Berliner Statistischen Jahrbuch lag die Sterberate in der Charité im Jahr 1854 bei 11,4 Prozent. Für das Jahr 1853 wurde sie mit 12,2 Prozent angegeben. Ein weiteres Jahr zuvor lag sie bei 11,2 Prozent.[266] Auf die Frage, in welchem Zeitraum nach stationärer Aufnahme die Patienten verstarben, gibt die folgende Tabelle Auskunft:

---

[266] Müller 1856, 186.

Tabelle 10.2
Verstorbene (n=954*) - pro Woche nach der stationären Aufnahme

Woche	1	2	3	4	5	6	7	8	9	10	11	12
Gesamt	307	178	104	76	72	49	40	37	32	23	17	19
Frauen	122	83	48	26	25	15	10	16	15	10	6	6
Männer	185	95	56	50	47	34	30	21	17	13	11	13

* 161 weitere Patienten verstarben zu einem späteren Zeitpunkt (70 Frauen, 91 Männer)

Die Tabelle belegt, dass, wenn ein Patient in der Charité verstarb, dies in einem Drittel der Fälle innerhalb der ersten Woche geschah. Bezogen auf die Gesamtklientel von 9.397 Patienten beträgt der Anteil dieser Patienten 3,27 Prozent, das heißt, jeder 30. Patient verstarb innerhalb der ersten sieben Tage nach stationärer Aufnahme.

Laut den amtlichen Angaben im Berliner Statistischen Jahrbuch verstarben im Jahr 1854 in Berlin 10.937 Personen. Ausgehend von einer Gesamtbevölkerung, die zu dieser Zeit 436.092 Zivilpersonen betrug, starb in diesem Jahr dementsprechend einer von 40 Einwohnern. Dies entspricht einer Sterberate von rund 2,5 Prozent. Dabei war das Sterberisiko in den ersten fünf Lebensjahren besonders groß.[267] Die folgenden zehn Jahre wiesen eine deutlich geringere Sterblichkeit auf. Dennoch verstarb etwas mehr als die Hälfte der im Jahre 1854 verstorbenen Berliner vor Erreichen des 15. Lebensjahres.[268]

Die Todesursachen der Berliner Bevölkerung sind im Statistischen Jahrbuch des Jahres 1854 aufgelistet.[269] In den Rezeptionsbüchern werden diese nicht erwähnt.

---

[267] Müller 1856, 24.
[268] Die Totgeborenen werden in den amtlichen Berechnungen mitgezählt. Ihr Anteil beträgt etwas weniger als sechs Prozent.
[269] Müller 1856, 27.

10.2 Altersverteilung der Verstorbenen

Werden die Altersangaben der im Jahre 1854 in der Charité verstorbenen Patienten untersucht, ergibt sich die unten stehende Tabelle. In die Berechnung mit einbezogen sind auch jene Patienten, die erst in einem der folgenden Jahre verstarben. Allerdings wurden hier, anders als im Berliner Statistischen Jahrbuch, die Totgeborenen nicht mitgezählt.

Tabelle 10.3
Altersverteilung der Verstorbenen (n=1.084*)

Alter	<1	1-14	15-29	30-44	45-59	60-74	74-90	Summe
Anzahl	7	94	297	312	230	123	21	1.084

* 31 Patienten ohne Angabe des Sterbedatums wurden nicht mitgezählt.

Die Mehrzahl der in der Charité verstorbenen Patienten zählt demnach zu den Erwachsenen mittleren Alters. Wird die Anzahl der Verstorbenen jedoch in Relation zu der Zahl der in dieser Altersgruppe aufgenommen Patienten bewertet, zeigt sich, dass ältere Kranke erwartungsgemäß häufiger als jüngere Patienten starben. Fortgeschrittenes Alter barg und birgt ein höheres Sterberisiko. Deshalb ist der höhere Anteil an Verstorbenen mittleren Alters allein auf die spezifische Altersstruktur der Charité-Patienten zurückzuführen. Der Großteil der Verstorbenen stammt aus jener Altersgruppe, die auch den überwiegenden Anteil der Patienten stellt. Der in der vorausgehenden Tabelle nachweisbare Altersgipfel bei den jüngeren Patienten ist somit allein auf die hohe Anzahl der in dieser Altersgruppe aufgenommenen Patienten zurückzuführen.

Tabelle 10.4
Anzahl der Verstorbenen pro Altersgruppe (n=1.077*) - relativ (in Prozent)

Alter	1-14	15-29	30-44	45-59	60-74	74-90
Prozent	18,76	5,66	15,01	21,30	39,81	44,68

* 31 Patienten ohne Angabe des Sterbedatums und 7 Patienten < 1 Jahr wurden nicht mitgezählt.

Etwa ein Fünftel der Kinder bis 15 Jahre, die in der Charité behandelt wurden, verstarb im Krankenhaus. Wird diese Altersgruppe weiter unterteilt, ergibt sich folgende Tabelle:

Tabelle 10.5
Altersverteilung der im Jahr in der Charité verstorbenen Kinder (bis 15 Jahre)

Alter	1	2	3	4	5	6	7	8	9	10	11	12	13	14
Gesamt	31	24	12	7	2	3	4	2	0	2	1	4	2	0

Todgeburten und 7 Patienten < 1 Jahr (nicht mitgezählt)

Anhand dieser Zahlen wird deutlich, dass die Mehrzahl der in die Charité aufgenommenen Kinder im Alter von ein bis drei Jahren verstarb. Diese Verteilung trifft auf Mädchen wie Knaben in gleicher Weise zu und zeigt sich tendenziell auch in der für diese Zeit gültigen Mortalitätsstatistik der Berliner Bevölkerung.[270] Anhand der Tabelle wird deutlich, dass das Risiko, im Kindesalter zu versterben, abnahm, wenn die ersten drei Jahre überlebt wurden.

10.3 Anzahl der Verstorbenen pro Abteilung

Werden die Daten der Verstorbenen nach den Abteilungen, auf die sie bei stationärer Aufnahme eingewiesen wurden, getrennt berechnet, ergibt sich folgendes Bild (siehe Tabelle 10.6).

Über 57 Prozent der verstorbenen Patienten wurden vor ihrem Ableben auf die Abteilung für Innere Erkrankungen aufgenommen. Unter Berücksichtigung des Anteils der ursprünglich auf die Gebäranstalt eingewiesenen Frauen, die im Verlauf zur Inneren Abteilung verlegt wurden und dort verstarben, erhöht sich der prozentuale Anteil auf etwa 62 Prozent.

---

[270] Müller 1856, 24.

Tabelle 10.6
Zahl der verstorbenen Patienten (Pat.) pro Abteilung*
Summe: 1.115 (Männer: 663, Frauen 452) von 9.389

	Innerlich-Kranke	Venerisch-Kranke	kranke Gefangene	Krätze-Kranke	Äusserlich-Kranke	Gemüts-Kranke	kranke Kinder	Augen-Kranke	Pocken-Kranke	Krampf-Kranke	Cholera-Kranke	Geburtshilfe
Pat.	2.740	1.931	1.155	1.068	1.043	280	210	181	104	76	15	586
Verstorbene	638	15	73	3	144	58	72	7	9	10	7	76*
Männer	406	6	45	1	103	27	53	5	6	5	4	
Frauen	232	9	28	2	41	31	19	2	3	5	3	76*

* Hier nur Nennung der aufnehmenden Abteilung. Manche Patienten wurden nach der Aufnahme verlegt und verstarben dann auf dieser Abteilung (bei den Frauen insgesamt 68 Patientinnen, bei den Männern 16 Patienten).
** von den 76 zur Gebär-Anstalt aufgenommen Patientinnen wurden im Verlauf 54 Patientinnen zur Abteilung für Innere Krankheiten verlegt. Bei sechs Patienten lagen keine Angaben vor, zwei Patientinnen befanden sich auf der Wöchnerinnen-Station.

Auf anderen Abteilungen mit ebenfalls hohen Patientenzahlen verstarben die Patienten weniger häufig. So verstarben zum Beispiel von den auf die Abteilung für Venerisch-Kranke aufgenommenen Patienten nur etwas weniger als ein Prozent. Auf die Abteilung für Krätze-Kranke wurden etwas mehr als elf Prozent aller Patienten aufgenommen. Davon verstarben nur drei Patienten während des stationären Aufenthaltes. Erwähnenswert ist, dass von den auf die Kinder-Abteilung aufgenommenen Kindern jedes dritte Kind verstarb. Dies kann als weiterer Hinweis auf die bereits zuvor genannte geringe Effizienz der medizinischen Maßnahmen bei Kindern in der damaligen Zeit und die unzureichenden Möglichkeiten der stationären Krankenpflege für Kinder bewertet werden. Von den 616 Frauen, die im Jahre 1854 ein Kind in der Charité geboren haben, verstarb jede siebte bis achte Frau in zumindest zeitlicher Nähe zur Geburt ihres Kindes.
Für die anderen Abteilungen ergibt sich folgendes Bild: von den Patienten der Abteilung für Gemüts-Kranke verstarb jeder fünfte Patient. Von den

Patienten, die auf die Chirurgische Abteilung aufgenommen wurden, verstarb etwa jeder siebte Patient, das heißt, die relative Sterblichkeit auf der Abteilung für Gemüts-Kranke war höher als auf der Chirurgischen Abteilung.

10.4 Anzahl der Verstorbenen pro Erwerbsangabe

Werden die Patienten, die während des stationären Verlaufs verstarben, nach ihren zuvor dokumentierten Angaben zum Erwerb eingeteilt und die Anzahl der pro Erwerbsangabe Verstorbenen mit der Anzahl aller Patienten, die diese Erwerbsangabe nannten in Relation gesetzt, ergibt sich bei den Frauen, dass mehr als ein Drittel der Almosenempfängerinnen und ebenfalls mehr als ein Drittel der aus dem Hospital eingewiesenen Frauen verstarben.

In 121 Fällen wurde bei den Erwerbsverhältnissen der verstorbenen Frauen die Berufsangabe des Ehemanns vermerkt. Nach diesen Angaben war ein Viertel der Frauen mit einem Arbeitsmann verheiratet. Ansonsten handelte es sich überwiegend um Ehefrauen von Handwerkern, insbesondere von Schneidern, Schuhmachern, Maurern und Tischlern.

Aus der relativ großen Gruppe der Lohnhuren verstarb nur eine Patientin. Dies kann als Hinweis darauf gewertet werden, dass es sich bei Einweisung der Lohnhuren in der Regel nicht um schwerkranke Patientinnen handelte, sondern sanitätspolizeiliche Gründe im Vordergrund standen.

Bei den Männern gestaltet sich die entsprechende Untersuchung angesichts der nahezu 500 unterschiedlichen Berufsbezeichnungen bei den Erwerbsverhältnissen im Vergleich zu den Frauen deutlich schwieriger. Es zeigt sich aber auch bei den männlichen Patienten, dass von den Almosenempfängern rund die Hälfte der stationär behandelten Patienten verstarb, ein Tribut an das in der Regel hohe Durchschnittsalter dieser Patientengruppe.[271] Auch bei den aus dem Hospital eingewiesenen Männern kann, wie zuvor bei den Frauen, eine hohe Sterblichkeit nachgewiesen werden. Bei dieser Patientengruppe

---

[271] Der arithmetische Mittelwert liegt bei knapp über 62 Jahren.

spielt sicher der bereits vor stationärer Aufnahme reduzierte Gesundheitszustand eine entscheidende Rolle.

10.5 Unheilbar Kranke

Da sich die Charité nicht als Ort der Aufbewahrung, sondern als Heilanstalt verstand, sollten unheilbar Kranke laut den Aufnahmebedingungen erst gar nicht aufgenommen werden. Ausnahmen wurden gemacht, wenn der Zustand der unheilbar Kranken gemeingefährlich war oder sie anderweitig nicht untergebracht werden konnten. Weitere Ausnahmen wurden gemacht, wenn die nicht zu behandelnde Krankheit zumindest zu lindern war oder die Kranken für den Unterricht lehrreich waren.[272]

In den Aufnahmebüchern wurde unter der Rubrik *Bemerkungen* insgesamt 27-mal der Eintrag *unheilbar* notiert. Die Eintragung wurde vermutlich erst bei Entlassung gemacht, so dass angenommen werden muss, dass bei der Aufnahme des Patienten die Erkrankung noch nicht für unheilbar eingestuft wurde. Es handelt sich um acht Frauen und 19 Männer. Bis auf vier Ausnahmen lagen all diese Patienten auf der Abteilung für Innere Erkrankungen. Die Liegezeit betrug zwischen drei und 193 Tagen, davon fünf Mal über 100 Tage. Auffälligkeiten in Bezug zu Alter, Erwerbs- und Familienverhältnisse oder bezüglich der Einweiser können nicht festgestellt werden. Im Berliner Statistischen Jahrbuch wird für das Jahr 1854 die Zahl von 106 Patienten (57 Männer, 49 Frauen) genannt, die für ungeheilt eingestuft und als solche entlassen wurden.[273]

Die geringe Anzahl an unheilbar Kranken am Gesamtkollektiv lässt einerseits den Schluss zu, dass die vorgegebenen Aufnahmebestimmungen überwiegend eingehalten und unheilbar Kranke nicht aufgenommen wurden. Andererseits ist anzunehmen, dass das Kriterium der Heilbarkeit angesichts

---

[272] Esse 1850, 525 f.
[273] Müller 1856, 185.

der langen Liegedauer mancher Patienten offenbar großzügig interpretiert wurde. Aus diesem Grunde kann die Bemerkung *unheilbar* in diesem Fall nur bedingt als Kriterium zur Beurteilung des therapeutischen (Miss-)Erfolgs herangezogen werden.[274]

10.6 Zusammenfassung

Die Sterberate für Patienten, die im Jahr 1854 in die Charité aufgenommen wurden, liegt bei knapp unter zwölf Prozent, das heißt: etwa jeder neunte Patient, der in die Charité aufgenommen wurde, verstarb während des stationären Aufenthaltes.

Dass fast ein Viertel dieser Patienten bereits in der ersten Woche nach stationärer Aufnahme verstarb, weist darauf hin, dass schwerstkranke und sterbende Menschen von den Aufnahmebeamten der Charité nicht abgewiesen wurden. Die höchste Sterberate konnte wie erwartet für die Altersgruppe der 74 bis 90-Jährigen berechnet werden.

Krätze-Kranke und die auf die Abteilung für Venerisch-Kranke aufgenommene Patienten, zwei Patientengruppen welche die Charité in hohem Maße frequentierten, haben einen vergleichsweise geringen Anteil an der Gesamtsterblichkeit. Dagegen verstarb fast ein Viertel der auf die Abteilung für Innere Erkrankungen aufgenommen Patienten. Auch die relativ hohe Sterblichkeit bei Patienten, die auf die Abteilung für Gemüts-Kranke aufgenommen wurden und die Tatsache, dass jedes dritte Kind, das zuvor der Kinder-Abteilung zugewiesen wurde, verstarb, muss erwähnt werden. Die Mehrzahl der in die Charité aufgenommenen Kinder verstarb im Alter von ein bis drei Jahren. Auch die hohe Zahl der Frauen, die in einem zeitlichen

---

[274] Die immer wieder geäußerte Annahme, dass die Mehrzahl der Patienten als geheilt entlassen wurden, da sie bei Aufnahme *nicht wirklich krank* waren, kann allerdings angesichts der unter den Todesursachen aufgeführten Krankheiten verworfen werden. Vgl. Müller 1856, 26.

Zusammenhang zur Geburt ihres Kindes verstarben, ist erwähnenswert. Von den Frauen, die 1854 in der Charité ein Kind geboren hatten, verstarb jede siebte bis achte Frau in zeitlicher Nähe zur Geburt ihres Kindes.

11 Schlussbetrachtung

Die Entwicklung des Krankenhauses vom Hospital, in dem vor allem Alte, Sieche, unheilbar Kranke und Obdachlose Zuflucht fanden, zu einer medizinischen Einrichtung, in der temporär Erkrankte behandelt wurden, erfolgte unter dem Einfluss zahlreicher unterschiedlicher Faktoren. Neben Aspekten der Fürsorge spielten dabei auch medizinische, gesellschaftspolitische und ökonomische Gesichtspunkte eine Rolle. Eng mit dieser Entwicklung verknüpft war eine Neuorientierung der kulturellen und gesellschaftspolitischen Bewertung der Begriffe *Armut* und *Arbeit*.[275] Im Zuge dieses Prozesses löste sich die seit der Antike bestehende Identität der beiden Begriffe auf, so dass sie am Ende des 18. Jahrhunderts kontradiktorisch gegenüber gestellt wurden. Anders als in der Antike, in der derjenige arm war, der arbeiten musste, war nun derjenige arm, der keine Arbeit hatte. Gleichzeitig wurde *Krankheit* als Ursache für Arbeitsunfähigkeit und damit auch für Arbeitslosigkeit und Armut wahrgenommen. Weil die durch Krankheit bedingte Arbeitsunfähigkeit nicht nur in die individuelle Armut führen konnte sondern auch die kommunalen Kassen belastete, rückte die Wiederherstellung der durch Krankheit verminderten Arbeitskraft zu Beginn des 19. Jahrhunderts zusehends in den Blickpunkt des politischen Interesses. Im Zuge der daraus resultierenden gesellschaftspolitischen Veränderungen kam es zu einer Neuorientierung der Fürsorge. Im Rahmen dieser Entwicklung wurde das traditionelle Hospital in eine medizinische Behandlungseinrichtung umfunktioniert, in welcher vorwiegend junge und im Arbeitsprozess stehende, temporär Erkrankte behandelt wurden. Dagegen wurden Alte und chronisch Kranke, die über viele Jahrzehnte als klassische Klientel der Fürsorge galten, immer stärker marginalisiert.

---

[275] Schenk 2004, 14. Dross 2004, 51.

Gleichzeitig wurde der Neubau von Krankenhäusern vorangetrieben. Die Protagonisten des Krankenhauses erhofften sich von der Behandlung in einem Krankenhaus eine im Vergleich zur ambulanten Behandlung verkürzte Behandlungsdauer, so dass die dort behandelten Patienten ihre Arbeit möglichst rasch wieder aufnehmen konnten und damit nicht in die Armut gerieten.[276]

Dieser Prozess verlief im Einklang mit den zu Beginn des *langen 19. Jahrhunderts*[277] in Preußen initiierten Reformen, die Preußen nach der Niederlage gegen Napoleon wieder politisch und wirtschaftlich an die Nachbarländer heranführen sollten. Darin eingebettet waren Reformen des Armen- und Gesundheitswesens und damit auch die Entwicklung des Krankenhauses.

Als ein Meilenstein in der Geschichte des Armen- und Gesundheitswesens kann die Steinsche Städteordnung von 1808 angesehen werden, nach deren Verabschiedung wichtige Fragen des Armen- und Gesundheitswesens vom Staat in die Verantwortung der Kommunen übertragen wurden. Im weiteren Verlauf wurde jedoch deutlich, dass sich die Umsetzung der Reform in Preußen regional sehr unterschiedlich gestaltete. Insbesondere in Berlin als Residenzstadt verlief die Umgestaltung im Vergleich zu anderen Städten Preußens sehr viel langsamer. Dies zeigte sich unter anderem darin, dass die Charité, die zu dieser Zeit noch eine königliche Einrichtung und militärische Ausbildungsstätte war, der Stadt nicht zur Versorgung ihrer Kranken übertragen wurde. Aus diesem Grunde stand Berlin zu Beginn des 19. Jahrhunderts, trotz der Kommunalisierung der Armenfürsorge im Gegensatz zu vergleichbaren anderen Städten, keine kommunale Krankenanstalt zur Verfügung.

---

[276] Wagner 2001, 43.
[277] Mit dem Begriff *das lange 19. Jahrhundert* wird eine Epoche bezeichnet, die den Zeitraum von der Französischen Revolution (1798) bis zum Ausbruch des 1. Weltkriegs (1914) umfasst.

Der Staat war wiederum nicht bereit, die steigenden Behandlungs- und Verpflegungskosten wie bislang allein zu übernehmen. Dies hatte zur Folge, dass am 6. Juni 1835 mit einer Allerhöchsten Kabinettsorder eine Regelung getroffen wurde, nach der die Behandlung der städtischen *Armen-Kranken* nur noch bis zu einem Kontingent von 100.000 freien Tagen auf Kosten des Staates erfolgen sollte. Die Stadt durfte die Charité für ihre Patienten zwar auch über die Anzahl der bewilligten freien Verpflegungstage hinaus nutzen, dafür wurden ihr jedoch die Kosten der Behandlung und Pflege in Rechnung gestellt. Aufgrund des raschen Wachstums der städtischen Bevölkerung und einer Verschlechterung der Lebens- und Arbeitsbedingungen stieg die Zahl der *Armen-Kranken*, die nicht im System der offenen Armenkrankenpflege versorgt werden konnten, rasch an, so dass die Armen-Ärzte trotz Ausbau der dezentralen Armenkrankenpflege zur Versorgung der Kranken immer häufiger auf die Charité zurückgreifen mussten.

Dies hatte zur Folge, dass die der Stadt pro Jahr zugestandenen freien Verpflegungstage in der Regel bereits zur Jahresmitte abgegolten waren[278] und die Stadt an den steigenden Kosten schwer zu tragen hatte. Verschärft wurde diese Situation dadurch, dass nicht nur die Kosten derjenigen Kranken auf die 100.000 Tage angerechnet wurden, die von der Armen-Direktion und den städtischen Behörden zugewiesen wurden, sondern auch von denjenigen, die das Polizei-Präsidium der Charité zuwies sowie von denjenigen, die sich selbst zur Aufnahme meldeten und deren Zustand eine vorläufige Zurückweisung nicht möglich machte. Auch Verpflegungstage für verunglückte Personen oder Kranke, deren Krankheit lebensgefährlich war, zählten zu den 100.000 Tagen.

Für die Behandlung der Kranken standen der Charité Mitte des 19. Jahrhunderts zwölf verschiedene Abteilungen zur Verfügung. Wird die

---

[278] Im Untersuchungsjahr (1854) wurden die 100.000 freien Verpflegungstage bereits Ende Mai erreicht (eigene Berechnung).

Bettenkapazität aller Abteilungen zusammengerechnet, ergeben sich insgesamt 1.258 Betten. Die größte Bettenkapazität hatte die Innere Abteilung mit 306 Betten, gefolgt von der Chirurgischen Abteilung (194 Betten) und der Abteilung für Gemüts-Kranke (164 Betten).

Im Jahr 1854 wurden insgesamt 9.404 Patienten stationär aufgenommen. Das durchschnittliche Alter der Patienten betrug 26 Jahre (Frauen 24 Jahre / Männer 28 Jahre). Der Anteil der Frauen lag bei 45 Prozent. Die Mehrzahl der Patienten zählte zur Altersgruppe der 15- bis 30-Jährigen. Dies verdeutlicht, dass junge Erwachsene 1854 die Klientel der Charité dominierten.

Nahezu ein Drittel aller Patienten wurde auf die Innere Abteilung aufgenommen.[279] Nur etwas geringer war die Zahl der Patienten, die auf die Abteilung für Venerisch-Kranke eingewiesen wurden. Damit wird deutlich, dass zur Mitte des 19. Jahrhunderts neben einer medizinischen Indikation, die im Rahmen des Sanitätsgesetzes von 1835 verabschiedeten sanitätspolizeiliche Maßnahmen bei der Aufnahme von Patienten in die Charité immer noch eine bedeutende Rolle spielten.

Die Zugangswege der Patienten gestalteten sich recht unterschiedlich. Ein Fünftel der Patienten wurde auf Veranlassung der Armen-Kommissionen und der Armen-Ärzte stationär aufgenommen, während über die Stadt-Ärzte und die Gewerke nur jeweils rund zehn Prozent aller Patienten eingewiesen wurden. Größer war die Zahl der Patienten, deren Einweisung vom Polizei-Präsidium und den Polizei-Kommissaren veranlasst wurden. Über diese Institutionen kam in etwa ein Viertel der Patienten zur Charité. Ein weiteres

---

[279] Dabei beträgt der Anteil der Männer, die auf die Innere Abteilung aufgenommen wurden, fast 35 Prozent, während der Anteil der Frauen nur bei etwas mehr als 22 Prozent liegt. Dagegen wurde etwa ein Drittel aller Frauen auf die Abteilung für Venerisch-Kranke aufgenommen, so dass diese Abteilung bei den Frauen in der Belegungsstatistik an erster Stelle steht, während diese Position bei den Männern von der Inneren Abteilung belegt wird.

Fünftel der Patienten wurde ohne Einweisung aufgenommen, das heißt *auf eigene Meldung*.

Die durchschnittliche Verweildauer aller Patienten lag bei fast 40 Tagen.[280] Dabei erstreckte sich die stationäre Aufenthaltsdauer bei den Frauen mit fast 43 Tagen über einen längeren Zeitraum als bei den Männern, die durchschnittlich etwas mehr als 37 Tage stationär behandelt wurden. Für unterschiedliche Abteilungen wurden deutlich voneinander abweichende Verweildauern berechnet. Zum Beispiel befanden sich Patienten, die auf die Abteilung für Krätze-Kranke aufgenommen wurden, durchschnittlich nur etwas weniger als neun Tage in der Charité und hatten damit die kürzeste Verweildauer. Dagegen betrug die Verweildauer bei Patienten, die auf die Abteilung für Gemüts-Kranke aufgenommen wurden, durchschnittlich 169 Tage. Diese unterschiedlichen Verweildauern lassen sich unter anderem auf die zeitgenössischen Behandlungskonzepte zurückführen.

Zu einem Vergleich zwischen der Erwerbsstruktur der Charité-Patienten und der Berliner Bevölkerung sowie zur Zuordnung der Patienten zu einer sozialen Schicht wurden zeitgenössische Gewerbetabellen herangezogen und ein Modell der sozialen Schichtung verwendet.[281] Dabei zeigt sich, dass knapp über 95 Prozent der Charité-Patienten der Unterschicht angehörten. Da nach dem verwendeten Modell zur sozialen Schichtung in der Berliner Bevölkerung dieser Anteil zur selben Zeit nur etwas mehr als 80 Prozent betrug, ist davon auszugehen, dass die zur Unterschicht zählenden Patienten in der Charité im Vergleich zur Berliner Bevölkerung überproportional hoch vertreten waren. Dabei dürfen die zur Unterschicht gerechneten Personen nicht generell mit den offiziell unterstützten Armen gleichgesetzt werden,

---

[280] Wird anstelle des arithmetischen Mittelwertes der Median verwendet liegt die durchschnittliche Verweildauer bei 21 Tagen (Frauen: 26 Tage, Männer 19 Tage). Dies weist auf das Vorliegen von *Ausreißern* hin, die den arithmetischen Mittelwert im Gegensatz zum Median wesentlich beeinflussen.
[281] Als gemeinsames Kriterium der zur Unterschicht zählenden Bevölkerung galt neben der Armut die Unsicherheit der materiellen Existenz, die zum Beispiel im Krankheitsfall gefährdet war.

denn häufig erwirtschafteten diese Personen ein eigenes, wenn auch geringes Einkommen. Einen Krankenhausaufenthalt konnten sie damit allerdings nicht finanzieren.[282] Sie waren diesbezüglich auf die Kommune angewiesen. Während die der Unterschicht zugehörigen Personen demnach im Krankheitsfall die Charité aufsuchten,[283] blieben die Wohlhabenden und Vermögenden dem Krankenhaus fern. Sie wurden wie in den Jahren zuvor meistens in ihren Wohnungen oder der Praxis von Stadt-Ärzten behandelt.

Während in der sozialen Schichtung zwischen den Charité-Patienten und der Berliner Bevölkerung deutliche Unterschiede nachzuweisen waren, wurden beim Vergleich der Berufszweige beider Gruppen keine gravierenden Unterschiede festgestellt. Die der Berliner Bevölkerung angehörenden Erwerbstätigen arbeiteten in ähnlichen Berufszweigen wie die Erwerbsfähigen der Charité-Patienten. Die Frauen gingen zumeist einer Beschäftigung im Bekleidungs- und Textilgewerbe nach, die Männer arbeiteten überwiegend im Baugewerbe. Viele der in diesen Berufszweigen beschäftigten Personen waren unqualifiziert und arbeiteten als Handarbeiterinnen oder als Arbeitsmänner. Bei den Frauen bildeten die Dienstmägde die zweitgrößte Berufsgruppe, bei den Männern waren dies die Handwerker, von denen die Mehrzahl als Geselle beschäftigt war.

Die Untersuchung der Angaben zu den Familienverhältnissen ergab für die Charité-Patienten einen Ledigen-Anteil von zwei Drittel bis drei Viertel. Vergleichszahlen für die Berliner Bevölkerung liegen für das Jahr 1854 nicht vor. Da eine fehlende familiäre Unterstützung im Krankheitsfall eine Einweisung in die Charité begünstigte, ist aber davon auszugehen, dass der prozentuale Anteil der Ledigen in der Charité größer als in der Berliner Bevölkerung war.

---

[282] Reidegeld 1996, 43.
[283] Die Patienten waren auf die Charité angewiesen, da es in der Mitte des 19. Jahrhunderts in Berlin für diese Klientel kaum andere Krankenhäuser gab.

Die Sterberate lag im Jahr 1854 in der Charité bei rund zwölf Prozent und damit in ähnlicher Höhe wie in den Jahren zuvor. Es verstarb etwa jeder neunte Patient.[284] Die Mehrzahl der verstorbenen Patienten wurde vor ihrem Ableben auf die Abteilung für Innere Erkrankungen aufgenommen. Dieser Umstand und die Tatsache, dass bei fast einem Viertel aller Verstorbenen der Tod innerhalb der ersten Woche nach stationärer Aufnahme eintrat,[285] lässt vermuten, dass diese Patienten bereits bei Aufnahme schwerkrank waren und die Patienten von den Aufnahmebeamten nicht zurückgewiesen wurden.[286]

Werden die den jeweiligen Kostenträgern zugeordneten Verpflegungstage des Jahres 1854 bewertet, zeigt sich, dass zwei Drittel aller Patienten zunächst ohne Bezahlung stationär aufgenommen wurden. Es ist anzunehmen, dass der Großteil dieser Kosten der Berliner Kommune nachträglich von der Charité in Rechnung gestellt wurde. Hierzu zählen insbesondere die Kosten für die Verpflegungstage jener Patienten, die über die Armen-Ärzte oder die Armen-Kommissionen und über das Polizei-Präsidium beziehungsweise die Polizei-Kommissare eingewiesen wurden.

Da die Verpflegungstage in den Rezeptionsbüchern zwar unterschiedlichen Kostenträgern zugerechnet wurden, eine Kostenträgerrechnung damit aber noch nicht vorliegt, kann für die zuvor genannten Patientengruppen nicht in allen Fällen bestimmt werden, wer für die Kosten der Behandlung und Verpflegung letztendlich aufkam. Für einen Großteil der Patienten lassen sich diese jedoch dennoch weiter zuordnen. Hierzu dienen die in den Aufnahmebestimmungen[287] festgelegten Vorgehensweisen zur Kostenübernahme.

---

[284] Die Sterberate der Charité-Patienten liegt damit deutlich über der für die Berliner Bevölkerung berechneten, die für den gleichen Zeitraum bei etwa 2,5 Prozent liegt.
[285] Zwei Drittel der Patienten, die innerhalb der ersten Woche verstarben befanden sich zum Zeitpunkt ihres Ablebens auf der Inneren Abteilung.
[286] Angaben zu Erkrankungen oder Todesursachen wurden in den Rezeptionsbüchern nicht gemacht.
[287] Esse 1850, 31.

Zum Beispiel wurden die Verpflegungs- und Behandlungskosten der über die Gewerke eingewiesenen Patienten nahezu vollständig von den Gewerke-Kassen übernommen. Weitere rund fünf bis sechs Prozent aller Verpflegungstage wurden auswärtigen Gemeinden oder der Stadt Potsdam in Rechnung gestellt.

Anhand dieser Ergebnisse wird offensichtlich, dass die Mehrzahl der Mitte des 19. Jahrhunderts in die Charité aufgenommenen Patienten aus der armen städtischen Bevölkerung stammte. Die Ergebnisse machen deutlich, dass die Kosten für Patienten, die über die Ordnungsbehörden und die Armen-Kommissionen beziehungsweise die Armen-Ärzte eingewiesen wurden, für die Kommune einen wesentlichen Kostenfaktor bei der Kostenerstattung der Verpflegungstage bedeuteten und auch dies ein Grund für die Kommune gewesen sein dürfte, die Charité in eigene Verwaltung übernehmen zu wollen. Damit hätte die Kommune unter anderem direkten Einfluss auf die Aufnahmebedingungen nehmen können und wäre in der Lage gewesen, diese entsprechend den jeweils aktuellen ökonomischen und gesellschaftspolitischen Gegebenheiten zu modifizieren.[288] Hierbei müssen auch Maßnahmen genannt werden, die im Rahmen der öffentlichen Gesundheitspflege zu einer Verringerung der stationären Aufnahmen und damit zu einer Verringerung der Verpflegungstage hätten führen können, zum Beispiel prophylaktische Maßnahmen für die Venerisch- und die Krätze-Kranken.

Außer den steigenden Kosten für die Verpflegung und Behandlung der Patienten musste die Kommune seit Mitte des 19. Jahrhunderts noch zusätzliche Kosten tragen, die sich aus einer Reorganisation und Modernisierung der Krankenhausverwaltung und der Krankenhaus-

---

[288] Dadurch wäre es zum Beispiel möglich gewesen, die über das Kontingent der 100.000 freien Verpflegungstage hinausgehenden Verpflegungstage zu reduzieren.

finanzierung ergaben.[289] Hauptinitiator dieser Umstrukturierung war der Verwaltungsdirektor der Charité, Carl Heinrich Esse (1808 bis 1874),[290] der die Verwaltung pedantisch geordnet leitete. Unter seiner Regie wurde der finanzielle Haushalt mit minutiöser Sparsamkeit geregelt,[291] so dass die fiskalische Effizienz deutlich gesteigert wurde.[292]

Die vorliegenden Untersuchungsergebnisse zu den Kostenträgern zeigen auch, dass an der Charité im Jahr 1854 bereits eine ökonomische Differenzierung praktiziert wurde, die als Kriterium für ein zeitgemäß modernes Krankenhaus bewertet werden kann. Es wird zudem deutlich, dass die Erstattung der Verpflegungs- und Behandlungskosten zunehmend in den Blickpunkt der Krankenhaus-Ökonomen rückte und diese bestrebt waren, verstärkt Patienten aufzunehmen, deren Kostenübernahme bereits bei der Aufnahme geregelt war. Dies zeigt sich zum Beispiel an den für diese Klientel vereinfachten Aufnahmeprozeduren. Exemplarisch hierfür können die über die Gewerke eingewiesenen Patienten genannt werden.

Der zunehmende Anteil der jungen, arbeitsfähigen Patienten weist in Übereinstimmung mit Kriterien, die ein im zeitgenössischen Sinne modernes Krankenhaus bezeichnen, darauf hin, dass die Transformation vom Hospital zum modernen Krankenhaus an der Charité Mitte des 19. Jahrhunderts bereits vollzogen war und die Charité kein *Armen-Krankenhaus* mehr war.[293] Dieser Festlegung widerspricht nicht, dass ein Großteil der Patienten Mitte des 19. Jahrhunderts immer noch zu den *Armen-Kranken* zählte.

Im allgemeinen Teil dieser Arbeit wurde auf einige der wichtigsten Aspekte hingewiesen, die bei der Entwicklung der Charité vom Hospital zum

---

[289] Hess 1999 a, 141. So erhöhte sich zum Beispiel der städtische Anteil am Gesamtetat der Charité von 1846 bis Ende der 1850er Jahre von knapp fünf auf etwa 25 Prozent.
[290] Hilf 2000, 59 ff.
[291] Hess 1998 a, 142.
[292] ebenda, 142.
[293] So betrug zum Beispiel der Anteil der Almosenempfänger weniger als zwei Prozent aller Patienten.

Krankenhaus beachtet werden müssen. Dabei stand die besondere Situation, in der sich die Charité aufgrund ihrer Nähe zum Königshaus befand, im Mittelpunkt. In diesem Zusammenhang wurde auch die zu dieser Zeit exponierte Stellung Berlins als Residenzstadt hervorgehoben. Zudem wurde der Blick auf das rasche Bevölkerungswachstum und auf das starke Anwachsen der Bedürftigen und Unvermögenden gelenkt, von der die Hauptstadt Preußens durch die Zuwanderung aus dem Umland besonders betroffen war. Zugleich wurde auf den hohen Anteil von Handwerkern innerhalb der Berliner Bevölkerung und den darauf zurückzuführenden großen Anteil dieser Berufsgruppe bei den Charité-Patienten hingewiesen.

Außerdem wurden im Allgemeinen Teil einige der wichtigsten Aspekte des Armutsproblems im historischen Kontext erläutert. Dabei wurde aufgezeigt, dass die Veränderungen im gesellschaftlichen Umgang mit den Armen und Änderungen im Armen- bzw. Gesundheitswesen in wechselseitiger Abhängigkeit und im Rahmen der gesamtpolitischen Entwicklung betrachtet werden müssen. Ein Umstand, der bis heute Gültigkeit behalten hat und immer wieder neu in das Bewusstsein der Verantwortlichen und Betroffenen gerückt wird. In diesem Zusammenhang kam und kommt der Finanzierung der Krankenhausbehandlung ein besonderer Stellenwert zu.

Als Beispiele für die in der ersten Hälfte des 19. Jahrhunderts eingeleiteten Reformbestrebungen des Armen- und Gesundheitswesens wurden im allgemeinen Teil mehrere wichtige Gesetze genannt, die Einfluss auf die Entwicklung der Sozialgesetzgebung hatten und in der Bismarckschen Sozialgesetzgebung von 1883 ihren vorläufigen Abschluss fanden. Zuvor gab es, beginnend mit dem Preußischen Allgemeinen Landrecht aus dem Jahr 1794, über die Einführung der Gewerbefreiheit im Jahr 1810 und die Gewerbeordnung vom Januar 1845 und deren Novellierung im Jahr 1849 immer wieder Gesetzesänderungen zur Regulierung des Krankenkassenwesens. Dabei fand im Jahr 1854 eine für diese Entwicklung wichtige Zäsur statt. Am 3. April wurde ein Gesetz zur Regulierung der gewerblichen Unterstützungs-kassen erlassen, mit dem die Kassenbildung für Preußen und andere deutsche Staaten faktisch angeordnet wurde.[294] Danach stagnierte die Krankenkassengesetzgebung bis in die Mitte der 1870er Jahre. Aus diesem Grunde bietet sich das Jahr 1854 als Untersuchungsjahr an, insbesondere dann, wenn die vorliegende Arbeit als Pilotprojekt für nachfolgende Untersuchungen betrachtet wird.

Bei näherer Betrachtung der Krankenkassenentwicklung kann an verschiedenen Stellen immer wieder festgestellt werden, dass der Staat auf jede Form von nicht staatlich kontrollierten Emanzipations- und Selbsthilfebestrebungen mit Repressionen reagierte. So wurden zum Beispiel die selbst verwalteten Unterstützungskassen nach und nach aus dem Wettbewerb verdrängt.[295] Diese Maßnahmen beeinflussten auch die weitere Entwicklung des Krankenhauses und trugen dazu bei, dass sich dieses nahezu nahtlos in den staatlich gesteuerten Reformprozess einfügte und auf diese Weise zur allgemeinen Stabilisierung der Sozial- und Wirtschaftsstruktur beitrug.[296]

Es ist auch zukünftig davon auszugehen, dass die durch das Krankenhaus generierten, ständig steigenden Kosten, stets aufs Neue abgesichert werden müssen. Diese Problematik bestimmt nicht nur die aktuellen tagespolitischen Ereignisse, sondern wird auch bei zukünftigen Diskussionen zur weiteren Entwicklung des Gesundheitswesens berücksichtigt werden müssen. Dies trifft vor allem dann zu, wenn es um die Beantwortung der Frage geht, wie sich die durch den demographischen Wandel steigende Anzahl der Alten und der durch ökonomische Krisen bedingte Anstieg der Armen auf die weitere

---

[294] Reidegeld 1996, 371.
[295] ebenda, 371 f.
[296] Hess 2000 b, 320. In diesem Zusammenhang erhält die von Hess gemachte Feststellung einer Verknüpfung der „äußeren mit den inneren Räumen" mit der ursprünglich auf "die Verlagerung der sozialdisziplinierenden Funktionen der äußeren, institutionellen Grenzen in das Innere des Krankenhauses" hingewiesen wurde, zusätzliches Gewicht.

Entwicklung im Gesundheitswesen auswirken wird. Gleichzeitig gilt zu klären, wie der immer kostenintensivere apparative Aufwand bei der medizinischen Versorgung der Kranken zu finanzieren ist. Dabei gilt es, Konzepte zu entwickeln, die gewährleisten, dass die humanitären und karitativen Werte im überwiegend ökonomisch orientierten Gesundheitssystem erhalten bleiben.

Von der Beantwortung dieser Fragen dürfte auch die weitere Entwicklung der Charité wesentlich beeinflusst werden. Für die dabei zu erwartenden Diskussionen ist es von Vorteil die Entwicklung der Charité im Speziellen und die des Krankenhauses im Allgemeinen zu kennen. Hierzu einen Beitrag zu leisten ist eines der Ziele der vorliegenden Arbeit.

Tabellenverzeichnis

Tabelle 4.1	Anzahl der aufgenommen Patienten	59
Tabelle 4.2	Korrigierte Anzahl der aufgenommenen Patienten absolut / relativ (in Prozent)	59
Tabelle 4.3	Anzahl der aufgenommenen Patienten: ohne die auf die Gebärabteilung aufgenommenen 586 Patientinnen	60
Tabelle 4.4	Anzahl der aufgenommenen Patienten pro Tag	61
Tabelle 4.5	Anzahl der aufgenommenen Patienten pro Monat	61
Tabelle 4.6	Anzahl der entlassenen Patienten pro Tag	61
Tabelle 4.7	Durchschnittliches Alter der Patienten: nach Geschlechtern getrennt	62
Tabelle 4.8	Altersverteilung der Patienten: 15-Jahres Intervall	62
Tabelle 4.9	Altersverteilung der Patienten: nach Geschlechtern getrennt - absolut	63
Tabelle 4.10	Altersverteilung der Patienten: nach Geschlechtern getrennt - relativ (in Prozent)	63
Tabelle 4.11	Altersverteilung der Patienten unter 15 Jahre	64
Tabelle 5.1	Anzahl der Frauen pro Erwerbsangabe / durchschnittliches Alter pro Erwerbsangabe	73
Tabelle 5.2	Handwerksberufe nach Qualifikation getrennt	74
Tabelle 5.3	Männliche Patienten: die fünf häufigsten Berufsangaben (nur Gesellen)	75
Tabelle 5.4	Anzahl der Männer pro Erwerbsangabe / durchschnittliches Alter pro Erwerbsangabe	76
Tabelle 5.5	Erwerbszweige in Berlin: Anzahl der Beschäftigten / Rangfolge dieser Erwerbszweige in der Berliner Bevölkerung und der Charité	84
Tabelle 6.1	Anzahl der Abteilungen / Betten: Charité 1854	87
Tabelle 6.2	Anzahl der Patienten pro Abteilung - absolut / relativ (in Prozent)	88
Tabelle 6.3	Anzahl der Patienten pro Abteilung: nach Geschlechter getrennt	89
Tabelle 6.4	Anzahl der Patienten pro Abteilung: Relation Männer zu Frauen (ohne Geburtshilfe und Wöchnerinnen-Station)	89

Tabelle 6.5	Rangfolge Bettenkapazität pro Abteilung / Patienten pro Abteilung	90
Tabelle 6.6	Anzahl der Frauen pro Abteilung und Erwerb	92
Tabelle 6.7	Anzahl der Männer pro Abteilung und Erwerb	93
Tabelle 6.8	Handwerksberufe nach Qualifikation und Abteilung geordnet relativ (in Prozent)	94
Tabelle 6.9	Anzahl Handwerker pro Einweiser -absolut / relativ (in Prozent)	94
Tabelle 6.10	Anzahl der Handwerker pro Einweiser nach Qualifikation geordnet	95
Tabelle 7.1	Anzahl der Patienten pro einweisender Instanz	98
Tabelle 7.2	Anzahl der vom Polizei-Präsidium eingewiesenen Patienten pro Abteilung	100
Tabelle 7.3	Anzahl der von den Armen-Kommissionen und den Armen-Ärzten eingewiesenen Patienten pro Abteilung	102
Tabelle 7.4	Anzahl der *auf eigene Meldung* aufgenommenen Patienten pro Abteilung	104
Tabelle 7.5	Anzahl der durch die Gewerke und Fabrikkassen eingewiesenen Patienten pro Abteilung	106
Tabelle 7.6	Anzahl der durch die Stadt-Ärzte eingewiesenen Patienten pro Abteilung	108
Tabelle 7.7	Anzahl der Patienten pro einweisender Instanz und Abteilung	114
Tabelle 8.1	Anzahl der Verpflegungstage der im Jahr 1854 aufgenommenen Patienten und der 1854 in der Charité geborenen Kinder	117
Tabelle 8.2	Durchschnittliche Verweildauer (Tage) der im Jahr 1854 aufgenommenen Patienten	117
Tabelle 8.3	Durchschnittliche Verweildauer pro Abteilung	119
Tabelle 9.1	Anzahl der Verpflegungstage der im Jahr 1854 aufgenommenen Patienten und der 1854 in der Charité geborenen Kinder: Notierungen der Aufnahmebeamten	122
Tabelle 9.2	Anzahl der Verpflegungstage der im Jahr 1854 aufgenommenen Patienten und der 1854 in der Charité geborenen Kinder: eigene Berechnungen	123
Tabelle 9.3	Anzahl der Verpflegungstage aller Patienten, die im Jahr 1854 aufgenommen wurden (ohne die Verpflegungstage der in der Charité im Jahr 1854 geborenen Kinder) - absolut	124

Tabelle 9.4	Anzahl der Verpflegungstage aller Patienten, die im Jahr 1854 aufgenommen wurden (ohne die Verpflegungstage der in der Charité im Jahr 1854 geborenen Kinder) - relativ	124
Tabelle 9.5	Anzahl der Patienten pro Kostenträger (einschließlich der 1854 in der Charité geborenen Kinder)	125
Tabelle 9.6	Anzahl der Verpflegungstage der 1854 aufgenommenen Patienten pro einweisender Instanz	129
Tabelle 9.7	Anzahl der Verpflegungstage aller im Jahr 1854 aufgenommen Patienten pro Abteilung - relativ	131
Tabelle 9.8	Anzahl der Verpflegungstage der *Überlieger* aus dem Jahr 1853 und Anzahl der Verpflegungstage aller im Jahr 1854 aufgenommenen Patienten sowie der *Überlieger* aus dem Jahr 1853 und der 1854 in der Charité geborenen Kinder	133
Tabelle 10.1	Anzahl der verstorbenen Patienten (von den im Jahr 1854 aufgenommenen Patienten	136
Tabelle 10.2	Verstorbene pro Woche nach der stationären Aufnahme	137
Tabelle 10.3	Altersverteilung der Verstorbenen	138
Tabelle 10.4	Anzahl der Verstorbenen pro Altersgruppe - relativ (in Prozent)	138
Tabelle 10.5	Altersverteilung der im Jahr 1854 in der Charité verstorbenen Kinder (bis 15 Jahre)	139
Tabelle 10.6	Anzahl der verstorbenen Patienten pro Abteilung	140

QUELLEN- UND LITERATURVERZEICHNIS

Archivalien:

Die Rezeptionsbücher der Charité aus dem Jahre 1854. Band 1-4. Archiviert im Universitäts-Archiv der Humboldt-Universität (Eichborndamm 115-121 in Berlin Reinickendorf).

Literatur:

Adam, Birgit: Die Strafe der Venus. Eine Kulturgeschichte der Geschlechtskrankheiten. München 2001.

Ambrosius, Gerold: Staat und Wirtschaftsordnung. Eine Einführung in Theorie und Geschichte (=Grundzüge der modernen Wirtschaftsgeschichte, Band 3). Stuttgart 2001.

Bergmann, Jürgen: Das Berliner Handwerk in den Frühphasen der Industrialisierung. Einzelveröffentlichungen der Historischen Kommission zu Berlin, Band 11. Berlin 1973.

Bleker, Johanna; Brinkschulte, Eva; Grosse, Pascal: Kranke und Krankheiten im Juliusspital zu Würzburg 1819-1829. Zur frühen Geschichte des Allgemeinen Krankenhauses in Deutschland (=Abhandlungen zur Geschichte der Medizin und der Naturwissenschaften, Heft 72). Husum 1995.

Bleker, Johanna; Hess, Volker (Hg.): Die Charité. Geschichte(n) eines Krankenhauses. Berlin 2010.

Boehme, K: Untersuchungen über die Charité-Patienten von 1731-1742. Eine Studie zur Funktion und Soziologie eines Krankenhauses im 18. Jahrhundert. Diss. med. Humboldt-Universität Berlin. Berlin 1969.

Broman, Thomas: Zwischen Staat und Konsumgesellschaft. Aufklärung und Entwicklung des deutschen Medizinalwesens im 18. Jahrhundert. In: Aufklärung, Policey und Verwaltung. Zur Genese des Medizinalwesens 1750-1850 (=Wolfenbütteler Forschungen, Band 102). Hg: Bettina Wahrig, Werner Sohn, Wiesbaden 2003, 90-107.

Büsch, Otto: Industrialisierung und Gewerbe im Raum Berlin / Brandenburg, 1800-1850. Einzelveröffentlichungen der Historischen Kommission zu Berlin. Band 9. Berlin 1971.

David, Heinz: ... es soll das Haus Charité heißen ...". Kontinuitäten, Brüche und Abbrüche sowie Neuanfänge in der 300jährigen Geschichte der Medizinischen Fakultät (Charité) der Berliner Universität. Band 1. Berlin 2004.

Dross, Fritz: Krankenhaus und lokale Politik 1770-1850. Das Beispiel Düsseldorf (=Düsseldorfer Schriften zur Neueren Landesgeschichte und zur Geschichte Nordrhein-Westfalens, Band 67). Düsseldorf 2004.

Dross, Fritz; Weyer-Von Schoultz, Martin: Armenwesen und Krankenhäuser in der ersten Hälfte des 19. Jahrhunderts. Aspekte ihrer Funktion, Finanzierung und Klientel - das Düsseldorfer Beispiel. In: Labisch, Alfons; Spree, Reinhard (Hg.), Krankenhaus-Report 19. Jahrhundert. Frankfurt/M. 2001, 295-337.

Eckart, U. Wolfgang: Geschichte der Medizin. Fakten, Konzepte, Haltungen. Heidelberg 2009

Engstrom, J. Eric; Hess, Volker: Zwischen Wissens- und Verwaltungsökonomie. Zur Geschichte des Berliner Charité-Krankenhauses im 19. Jahrhundert. In: Jahrbuch der Universitätsgeschichte. Band 3. Berlin 2000, 7-18.

Esse, Carl Heinrich: Geschichtliche Nachrichten über das Königliche Charité-Krankenhaus zu Berlin. In: Annalen des Charité-Krankenhauses und der übrigen Königlichen medicinisch-chirurgischen Lehr- und Kranken-Anstalten zu Berlin. 1. Jahrgang.
Berlin 1850 a, 1-45.

Esse, Carl Heinrich: Ueber die Verwaltung des Charité-Krankenhauses. In: Annalen des Charité-Krankenhauses und der übrigen Königlichen medicinisch-chirurgischen Lehr- und Kranken-Anstalten zu Berlin. 1. Jahrgang. Berlin 1850 b, 524-570.

Esse, Carl Heinrich: Mittheilungen aus der Abtheilung und Klinik für syphilitisch Kranke. In: Annalen des Charité-Krankenhauses und der übrigen Königlichen medicinisch-chirurgischen Lehr- und Kranken-Anstalten zu Berlin. 7. Jahrgang, 2. Heft. Berlin 1856, 87-102.

Fischer, Ernst Peter: Die Charité. Ein Krankenhaus in Berlin 1710 bis heute. München 2009.

Frevert, Ute: Krankheit als politisches Problem 1770-1880 (=Kritische Studien zur Geschichtswissenschaft, 62). Göttingen 1984

Greef, Samuel: Das Hospital im Wandel. Christlicher caritas im Spätmittelalter und der Frühen Neuzeit. Hausarbeit Sommersemester 2007, Fachbereich 5, Gesellschaftswissenschaften, Universität Kassel, 2007. URL: www.samuel-greef.de/uni/hospital_wandel.pdf (zuletzt aufgerufen: 4.8.2010).

Hachtmann, Rüdiger: Berlin 1848. Eine Politik- und Gesellschaftsgeschichte der Revolution (=Veröffentlichungen des Instituts für Sozialgeschichte e.V. Braunschweig/ Bonn). Bonn 1997.

Hahn, Sylvia; Ehmer, Josef : Zur Einführung: Geschlecht und Beruf. In: Beiträge zur historischen Sozialkunde Nr. 4/95. 25 Jg. Zur Professionalisierung der weiblichen Erwerbsarbeit im 19. und 20. Jahrhundert. 1995, 103.

Hanke Clemens: Untersuchungen über die Charité-Patienten von 1743-1752. Eine Studie zur Funktion und Soziologie eines Krankenhauses im 18. Jahrhundert. Diss. med. Humboldt-Universität Berlin. Berlin 1981.

Harig, Georg: Zur Geschichte der Beziehung zwischen der Charité und Berlin (1710-1945). In: Jürgen Großer (Hg.), Charité-Annalen, Neue Folge, Band 7. 1987, 241-250.

Hartmann, Theodor: Zur Wohn- und Pflegebedarfsdeckung für das Alter (Promotionsarbeit). Zürich, 1935.

Hess, Volker/a: Fiebermessen in Deutschland 1850-1900. Die Geschichte einer medizinischen Praktik. Med. Habil. FU Berlin 1999.

Hess, Volker/b: Messen und Zählen. Die Herstellung des normalen Menschen als Maß der Gesundheit. In: Berichte zur Wissenschaftsgeschichte 22. 1999, 266-280.

Hess, Volker: Der wohltemperierte Mensch. Wissenschaft und Alltag des Fiebermessens (1850-1900). Frankfurt/M. 2000 a.

Hess Volker: Raum und Disziplin. Klinische Wissenschaft im Krankenhaus. In: Berichte zur Wissenschaftsgeschichte 23. Weinheim 2000 b, 317-329.

Hess Volker: Der Verwaltungsdirektor als erster Diener seiner Anstalt: Das System Esse an der Charité. In: Jahrbuch der Universitätsgeschichte. Band 3. Berlin 2000 c, 69-86.

Hilf, Eric: Zur Geschichte der Charitédirektion im 19. Jahrhundert. Aufbau, Struktur und Personen der Charitéverwaltung zwischen 1820 und 1870. In: Jahrbuch für Universitätsgeschichte. Hg.: Ruediger vom Bruch, Gastherausgeber: Eric J. Engstrom und Volker Hess. Band 3. Berlin 2000, 49-68.

Hilf, Eric: Carl Heinrich Esse und die Verwaltung der Charité in der zweiten Hälfte des 19. Jahrhunderts. Diss. med. Freie Universität Berlin 2003.

Holst, Ina; Fischer, Hendrik: Das Ende der alten Zeit. In: Die Industrielle Revolution. GeoEpoche Nr.30-04/08 (2008). Hamburg 2008, 22-23.

Hudemann-Simon, Calixte: Die Eroberung der Gesundheit 1750-1900. Frankfurt/M. 2000.

Huerkamp, Claudia: Der Aufstieg der Ärzte im 19. Jahrhundert. Göttingen 1985.

Imhof, Arthur E.: Die Funktion des Krankenhauses in der Stadt des 18. Jahrhunderts. In: Zeitschrift für Stadtgeschichte, Stadtsoziologie und Denkmalpflege 4. 1977, 215-242.

Irmer, Thomas; Reischel, Barbara; Kaspar, Nürnberg: Das städtische Arbeits- und Bewahrungshaus Rummelsburg in Berlin-Lichtenberg. In: Gedenkstättenrundbrief 144. 2008, 22-31.

Jaeckel, Gerhard: Die Charité. Die Geschichte eines Weltzentrums der Medizin. Bayreuth 1963.

Jetter, Dieter: Grundzüge der Krankenhaus-Geschichte (1800-1900). Darmstadt 1977.

Jütte, Robert: Disziplinierungsmaßnahmen in der städtischen Armenfürsorge der Frühzeit, in: Sachße, Christoph; Tennstedt, Florian (Hg). Soziale Sicherheit und soziale Disziplinierung. Beiträge zu einer historischen Theorie der Sozialpolitik. Frankfurt/M. 1986, 101-118.

Krämer, Sandra: 300 Jahre Berliner Charité: Die Pest, die Weiße Frau und eine weitgreifende Kabinettsorder. In: Deutsches Ärzteblatt, Jg. 107 (2010), 331.

Krecker, Thea; Krecker, Hartmut: Untersuchungen über die Charité-Patienten von 1754-1772. Eine Studie zur Funktion und Soziologie eines Krankenhauses im 18. Jahrhundert. Diss. med. Humboldt-Universität Berlin. Berlin 1978.

Kuhlmann, Jan: Medizin und Verwaltung - Szenen einer Ehe. In: Ute Bertrand, Jan Kuhlmann, Claus Stark. Der Gesundheits-Chip. Vom Arztgeheimnis zum gläsernen Patienten. Frankfurt/M. 1995, 32-63.

Labisch, Alfons; Reinhard, Spree (Hg.): „Einem jeden Kranken in einem Hospitale sein eigenes Bett". Zur Sozialgeschichte des Allgemeinen Krankenhauses in Deutschland im 19. Jahrhundert. Frankfurt/M, 1996.

Labisch, Alfons: 1996. Stadt und Krankenhaus. Das Allgemeine Krankenhaus in der kommunalen Sozial- und Gesundheitspolitik des 19. Jahrhunderts. In: Labisch, Alfons; Reinhard, Spree (Hg.): „Einem jeden Kranken in einem Hospitale sein eigenes Bett". Zur Sozialgeschichte des Allgemeinen Krankenhauses in Deutschland im 19. Jahrhundert. Frankfurt/M., 1996, 253-296.

Labisch, Alfons; Reinhard, Spree (Hg.): Krankenhaus-Report 19. Jahrhundert. Krankenhausträger, Krankenhausfinanzierung, Krankenhauspatienten. Frankfurt/M. 2001.

Leidinger, Barbara: Die Krankenhaus-Versicherung - ein süddeutsches Modell? Die Allgemeine Krankenkasse der Krankenanstalt Bremen 1858-195. In: Labisch, Alfons; Spree, Reinhard (Hg.): Krankenhaus-Report 19. Jahrhundert. Frankfurt a. M. 2001, 273-292.

Leidinger, Barbara: Krankenhaus und Kranke. Die Allgemeine Krankenanstalt an der St. Jürgen-Straße in Bremen, 1851-1897 (=Jahrbuch des Instituts für Geschichte der Medizin der Robert Bosch Stiftung. Beiheft 13). Stuttgart, 2000.

Lindemann, Mary: Wie ist es eigentlich gewesen? Krankheit und Gesundheit um 1800. In: Aufklärung, Policey und Verwaltung. Zur Genese des Medizinalwesens 1750-1850 (=Wolfenbütteler Forschungen, Band 102). Hg: Bettina Wahrig, Werner Sohn, Wiesbaden 2003, 191-207.

Meier Kressig, Marcel: Armutspolitik seit dem Mittelalter. Balgach 1993. URL: www.sozialjournal.ch/download/armut.pdf (letzter Aufruf: 4.3.2010).

Meyer, Bernhard: Die Einweihung der Alten Charité. In: Berlinische Monatsschrift, Heft 11/2000, 82-87.

Mieck, Ilja 1987: Von der Reformzeit zur Revolution (1806-1847). In: Wolfgang Ribbe (Hg), Geschichte Berlins. Band 1. Von der Frühgeschichte bis zur Industrialisierung. Berlin 1978, 407-602.

Münch, Ragnhild: Gesundheitswesen im 18. und 19. Jahrhundert. Das Berliner Beispiel. Berlin 1995.

Müller, Eduard: Berliner statistisches Jahrbuch enthaltend den Bericht des städtischen Amtes im Königlichen Polizei-Präsidium zu Berlin für das Jahr 1954. Berlin 1856.

Murken, H. Axel: Das Bild des deutschen Krankenhauses im 19. Jahrhundert (=Studien zur Geschichte des Krankenhauswesens, 12. Münster 1978.

Niehrenheim, Heike: Zur Geschichte des Mariannen-Hopitals in Werl unter besonderer Berücksichtigung der Armen- und Gesundheitsfürsorge dieser Stadt. Diss. med. dent, Ruhr-Universität Bochum, 2003.

Nipperdey, Thomas: Deutsche Geschichte 1800-1866. Bürgerwelt und starker Staat. München 1998.

Notz, Werner: Richard Wagner und Berlin (I). In: Mitteilungen des Vereins für die Geschichte Berlins, Jg. 87, Heft 2, Berlin 1991, 395-399.

Oster, Uwe A.: Preussen. Geschichte eines Königreichs. München 2010.

Oexle, Otto Gerhard: Armut, Armutsbegriff und Armenfürsorge im Mittelalter. In: Sachße, Christoph; Tennstedt, Florian (Hg.), Soziale Sicherheit und soziale Disziplinierung. Beiträge zu einer historischen Theorie der Sozialpolitik. Frankfurt/Main 1986, 73-100.

Rathmayr, Bernhard: Armut und Fürsorge. Einführung in die Geschichte der sozialen Arbeit. Innsbruck, 2006. URL: http://bidok.uibk.ac.at/library/rathmayr-fuersorge.html (letzter Aufruf: 4.3.2011).

Reidegeld, Eckart: Staatliche Sozialpolitik in Deutschland. Historische Entwicklung und theoretische Analyse von den Ursprüngen bis 1918. Obladen 1996.

Röschner, Matthias: Hospital und Residenz. Kranken- und Armenversorgung in Darmstadt, Wiesbaden und Karlsruhe vom Ende des 18. bis in die Mitte des 19. Jahrhunderts. Aachen 2002.

Rüster, Detlef: Über das medizinische Berlin. Texte des 18. Jahrhunderts. Berlin 1990.

Schaal, Heike; Spree, Reinhard: Die Patienten des Stuttgarter Katharinenhospitals 1834/35 bis 1893/94. In: Labisch; Spree (Hrsg.), Krankenhaus-Report 19. Jahrhundert. Frankfurt/M. 2001, 339-365.

Schenk, Liane: Auf dem Weg zum ewigen Wanderer? Wohnungslose und ihre Institutionen. Diss. Phil. FU-Berlin 2004.

Schüler-Springorum, Stefanie: Deutsch-jüdische Geschichte als Geschlechtergeschichte Studien zum 19. und 20. Jahrhundert (=Hamburger Beiträge zur Geschichte der deutschen Juden; 28). Göttingen 2006

Sohn, Werner: Von der Policey zur Verwaltung: Transformationen des Wissens und Veränderungen der Bevölkerungspolitik um 1800. In: Aufklärung, Policey und Verwaltung. Zur Genese des Medizinalwesens 1750-1850 (=Wolfenbütteler Forschungen, Band 102). Hg: Bettina Wahrig, Werner Sohn, Wiesbaden 2003, 71-89.

Sommermann, Karl-Peter: Staatsziele und Staatsbeziehungen. (=Jus publicum Band 25). Tübingen 1997.

Stein, Claudia: Die Augsburger Blatterhäuser als frühmodere Kliniken? In: Gerhard Aumüller, Kornelia Grundmann, Christina Vanja (Hg.). Der Dienst am Kranken: Krankenversorgung zwischen Caritas, Medizin und Ökonomie vom Mittelalter bis zur Neuzeit. Marburg 2007, 101-112.

Steiner, Kilian: Grenzen und Potentiale einer frühen Krankenhausversicherung am Beispiel der Ersten Münchener Krankenhausversicherung 1813-1832. In: Labisch, Alfons; Spree, Reinhard (Hg.), Krankenhaus-Report 19. Jahrhundert. 69-94. Frankfurt /M. 2001.

Stollberg, Gunnar: Die Herausbildung des modernen Krankenhauses. In: Gerhard Aumüller, Kornelia Grundmann, Christina Vanja (Hg.). Der Dienst am Kranken: Krankenversorgung zwischen Caritas, Medizin und Ökonomie vom Mittelalter bis zur Neuzeit. Marburg 2007, 227-242.

Stollberg, Gunnar; Tamm, Ingo: Die Binnendifferenzierung in deutschen Krankenhäusern bis zum ersten Weltkrieg (= Jahrbuch des Instituts für Geschichte der Medizin der Robert Bosch Stiftung, 17). Stuttgart 2001.

Thudichum, Friedrich von: Über unzulässige Beschränkungen des Rechts der Verehelichung. Tübingen 1866.

Wagner, Bernd J.: „Um die Leiden der Menschen zu lindern, bedarf es nicht eitler Pracht": Zur Finanzierung der Krankenhauspflege in Preußen. In: Labisch. Alfons; Spree, Reinhard (Hg.): Krankenhaus-Report 19. Jahrhundert. Frankfurt a. M., 2001, 41-68.

Wagner-Braun, Margarete: Zur Bedeutung berufsständischer Krankenkassen innerhalb der privaten Krankenversicherung in Deutschland bis zum Zweiten Weltkrieg. Stuttgart 2002.

Watzka, Carlos: Vom Hospital zum Krankenhaus. Zum Umgang mit psychisch und somatisch Kranken im frühneuzeitlichen Europa. Böhlau, Köln 2005.

Wehler, Hans-Ulrich: Deutsche Gesellschaftsgeschichte. Zweiter Band. Von der Reformära bis zur industriellen und politischen Deutschen Doppelrevolution 1815-1845/49. München 1987.

Weimann, Karin: Bevölkerungsentwicklung und Frühindustrialisierung in Berlin 1800-1850. In: Otto Büsch (Hg.), Untersuchungen zur Geschichte der frühen Industrialisierung vornehmlich im Wirtschaftsraum Berlin/Brandenburg (= Einzelveröffentlichungen der Historischen Kommission zu Berlin, 6). Berlin 1970, 150-190.

Winau, Rolf: Medizin in Berlin. Berlin-New York 1987.

Wendt, Wolf Rainer: Geschichte der sozialen Arbeit. Stuttgart 1995.

Wolff, Eberhard: Einschneidende Maßnahmen. Pockenschutzimpfung und traditionale Gesellschaft im Württemberg des frühen 19. Jahrhunderts (=Medizin, Gesellschaft und Geschichte, 10). Stuttgart 1998.

Wollheim, Herrmann: Versuch einer medicinischen Topographie und Statistik von Berlin. Berlin 1844.

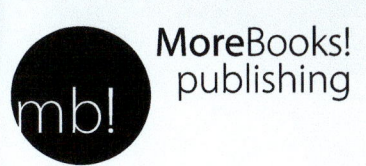

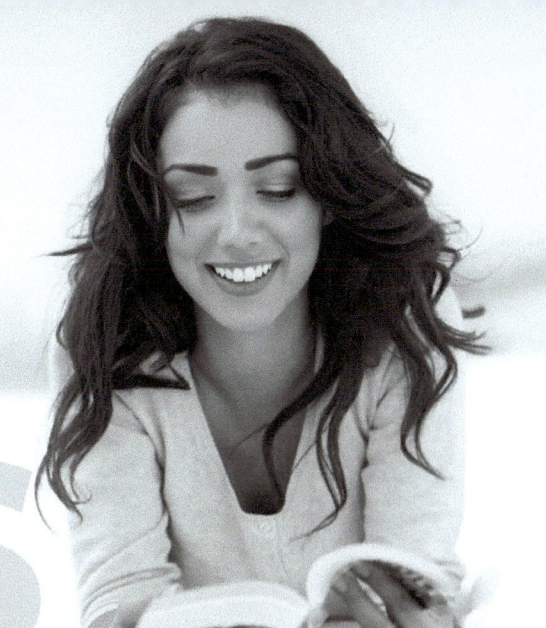

i want morebooks!

Buy your books fast and straightforward online - at one of world's fastest growing online book stores! Environmentally sound due to Print-on-Demand technologies.

Buy your books online at
www.get-morebooks.com

Kaufen Sie Ihre Bücher schnell und unkompliziert online – auf einer der am schnellsten wachsenden Buchhandelsplattformen weltweit! Dank Print-On-Demand umwelt- und ressourcenschonend produziert.

Bücher schneller online kaufen
www.morebooks.de

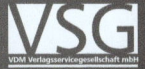

VDM Verlagsservicegesellschaft mbH
Heinrich-Böcking-Str. 6-8
D - 66121 Saarbrücken

Telefon: +49 681 3720 174
Telefax: +49 681 3720 1749

info@vdm-vsg.de
www.vdm-vsg.de

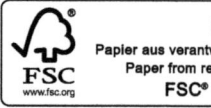

Printed by Books on Demand GmbH, Norderstedt / Germany